U0675055

福建民国时期中医学校教材丛刊

——莆田国医专科学校卷·第四册

总 主 编　李灿东　苏友新
执行主编　陈　莘　王尊旺　陈建群

全国百佳图书出版单位
中国中医药出版社
·北　京·

本册目录

莆田國医專科学校講義

醫經 難經

（合訂本）

民國五十四年五月重訂

《医经》引言

《医经》为莆田国医专科学校教材之一，编者不详，系残本，现存原稿1～22页、115～123页。其中第1～22页为“十四经发挥”，系结合元代滑寿的《十四经发挥》和承淡安的《百症赋笺注》及《经穴摘要歌诀》等著述，对手太阴肺经、手阳明大肠经、足阳明胃经、足太阴脾经、任督二脉等经脉展开论述，具体内容包括各经脉的分野、穴位分寸歌、经穴摘要歌等。后附十二经井荥俞原经合治症主要诀、行针主要诀、四总穴歌、看部取穴法、八会诀、百症赋笺注等。原稿第115～123页，系摘录《内经》“生死”“杂论”篇的若干内容。

十四經發揮

一 手太陰肺經

手太陰肺金脈之分野

肺手太陰之脈。起於中焦。下絡大腸。還循胃口。上膈。屬肺。從肺系(中府)橫出腋下。下循臑內(天府)行少陰心主之前(俠白)下肘中(尺澤)循臂內(孔最)上骨下廉。入寸口(太淵)上魚。循魚際(魚際)出大指之端(少商)其支者從腕後(列缺)直出次指內廉出其端(商陽)

手太陰肺經總穴歌

手太陰肺十一穴。中府雲門天府訣。俠白尺澤孔最存。列缺經渠

手之三陰胸内手
手之三陽手外頭
足之三陽頭外足
足之三陰足走腹

太淵涉魚際少商爲進案。

手太陰肺經穴摘要歌

（中府）中府乳上三肋間。瀉除胸熱衍非難。喘逆胸滿復氣塞。上氣咳嗽治能瘳。穴在乳上第三肋間、仰臥取之、就乳頭直上三寸、橫外開一寸、針三分至五分、留五呼、灸五壯至五十壯、

（尺澤）尺澤肘中約紋心。筋急肘疼吐血靈。驚風痰癥傷寒瘧。四肢腫痛汗不清。穴在肘中約紋之中心。以手平伸取之、針五分至一寸、留五呼、不宜灸、

（列缺）列缺腕側骨罅中。善治寒嗽偏頭風。尿血精出陰中痛氣

刺乳中針有功。穴在腕上寸半、以兩手拇食二指交叉、食指盡處
兩骨罅中是穴、針四五分留三呼灸七壯

（經渠）經渠主治瘧綿綿。背胸拘急脹滿堅。喉痺咳逆氣數欠。嘔吐
心疼亦可痊。穴在腕後五分寸口脈上、針二分至三分、留三呼、禁灸

（太淵）太淵齒痛最宜針。腕肘力無痛不伸。並針咳嗽風寒急。偏正
頭疼效亦神。穴在寸口橫紋上、搯之甚疼楚、
針二三分留五呼灸三壯。

（魚際）魚際主治牙齒疼。左當灸右右亦然。更刺傷寒汗難出。並治
瘧疾症纏綿。穴在本節後白肉際去太淵一寸左
針五六分留三呼灸五壯。

（少商）少商大指內側邊。專刺驚風咽腫堅。昏沉卒暴風初中。急救
回生此穴先。穴在大指內側端。去爪甲角如韭葉許、針一分、留三
呼瀉熱、宜以三稜針刺出血、不可灸、治鬼魅則灸之

二手陽明大腸經

手陽明大腸經之分野

大腸手陽明之脈起於大指次指之端。(商陽)循指上廉。(三間)合谷兩骨之間。(合谷)上入兩筋之中。陽谿　循臂上廉。(三里)入肘外廉。(曲池)上臑外前廉。(臂臑)上肩。(肩髃)出髃骨之前廉。(巨骨)上出於巨骨之會上下入缺盆。絡肺下膈屬大腸。其支者從缺盆上頸。(扶突)貫頰。入下齒中。還出挾口。環脣。(禾窌)交人中。左之右右之左上挾鼻孔。(迎香)

手陽明大腸經總穴歌

手陽明穴起商陽。二間三間合谷藏。陽谿偏歷溫溜長。下廉上廉手三里。曲池肘髎五里近。臂臑肩髃巨骨當。天鼎扶突禾髎接。鼻外五分號迎香

手陽明大腸經穴摘要歌

（商陽）商陽主治病非輕。瀉痰暴仆致昏沉。傷寒、風中兼痎瘧。三稜針刺立回生。穴在食指內側端去爪甲角如韭葉　針一分留一呼灸三壯

（二間）刺到二間止牙痛。頷腫喉風頭痛加。不思飲食身寒慄。三壯灸之乃可痊。穴在食指本節前之內側　針二分留六呼灸三壯

（三間）皺由熱病三間擇。下齒齲疼目眥急。咽喉痹塞喘氣多。腸鳴

收醫經　三

洞泄瘧寒熱。穴在本節後陷中，針三四分，留三呼，灸三壯。

(合谷)合谷傷風治易平。遂針痺痛急筋伸。並治頭面諸般痛，水腫產難小子驚。穴在虎口歧骨間，針入五分至一寸，留六呼，灸三壯，孕婦禁針。

(陽谿)陽谿主治熱如蒸，癮疹痂瘡概可針。頭疼齒痛咽喉痛，狂妄驚惶見鬼神。穴在手腕橫紋之上側兩筋間陷中，針二三分，留七呼，灸三壯。

(手三里)手三里治舌風舞。腰背連臍殊痛苦。頭風目眩臂頑麻。齒痛項強手難舉。穴在曲池下二寸，針三分至一寸，灸五壯。

(曲池)曲池兩得治中風，手攣筋急滿胸中。喉痺傷寒兼瘧疾。遍身風癬灸多功。穴在肘外輔骨之陷中，以手拱胸前取之，針入分至一二寸，留七呼，灸三至十數壯，有至數十壯者。

（肩髃）肩髃專療癱瘓疾。手攣肩腫四肢熱。精神憔悴灸遙宜。更防癭氣如瘰癧。穴在肩頭下寸許與肩貞陷對六分生寸餘四五呼灸七壯至七七壯

（迎香）迎香主治鼻不通。鼻流兩涕喘出衍。多涕有瘡生瘜肉。此穴須知禁火攻。穴在鼻孔旁外五分針二三分至六分留五呼禁灸

手太陰肺經穴分寸歌 補肺經

太陰中府三肋間。上行雲門寸六許。雲在璇璣旁六寸。天府腋三動脈求。俠白肘上五寸主。尺澤肘中約紋是。孔最腕側七寸擬。列缺腕上一寸半。經渠寸口陷中取。太淵掌後橫紋頭。魚際節後散脈裏。少商大指內側端。鼻衄喉痺刺可已。

手陽明大腸經穴分寸歌 補大腸經

商陽食指内側邊。二間尋來本節前。三間節後陷中取。合谷虎口岐骨間。陽谿腕上筋間是。偏歷交叉中指端。温溜腕後去五寸。曲池四寸下廉看。池前三寸上廉中。池前二寸三里逢。曲池曲肘紋頭盡。肘髎大骨外廉近。大筋中央尋五里。肘上三寸行向裏。臂臑肘上七寸量。肩髃肩端舉臂取。巨骨肩尖端上行。天鼎者扶下一寸真。扶突人迎後五[illegible]。禾髎水溝旁五分。迎香禾髎上一寸。大腸經穴是分明。

三足陽明胃經

足陽明胃經之分野

胃足陽明之脈。起於鼻之交頞中。(睛明)旁納太陽之脈。下循鼻外(四白)上入齒中。還出挾口環唇。(地倉)下交承漿。循頤後下廉。出大迎。(大迎)循頰車。(頰車)上耳前。(下關)過客主人。循髮際至額顱。(頭維)其支者。從大迎前下人迎。(人迎)循喉嚨。(水突)入缺盆。(缺盆)下膈屬胃絡脾。其直者。從缺盆下乳內廉。(承滿)下挾臍。(天樞)入氣街中。(氣衝)其支者。起於胃口。下循腹裏。下至氣街中而合。以下髀關。(髀關)抵伏兔。(伏兔)下膝臏中。(犢鼻)下循脛外廉。(足三里)下足跗。(解谿)入中趾內間。(內庭)其支者。下廉三寸而別。下入中趾外間。其支者。則

附上入大趾間出其端。（隱白）

足陽明胃經穴分寸歌

胃之經分足陽明。承泣目下七分尋。四白目下方一寸。巨髎鼻孔八分旁。地倉挾吻四分近。大迎頷前寸三分。頰車耳下曲頰陷。下關耳前動脈行。頭維神庭旁四五。人迎喉旁寸五真。水突筋前迎下在。氣舍突下穴相鄰。缺盆舍外橫骨內。相去中行四寸明。氣户璇璣旁四寸。至乳六寸又四分。庫房屋翳膺窗近。乳中正在乳頭心。次有乳根出乳下。各一寸六不相侵。卻去中行須四寸。以前穴道為君陳。不容巨闕旁二寸。卻近幽門寸五新。其下承滿與梁門。

關門太乙滑肉門。上下一寸無多少。共去中行二寸尋。天樞臍旁
二寸間。樞下一寸外陵安。樞下二寸大巨穴。樞下三寸水道全。水
下一寸歸來好。共去中行二寸邊。氣衝鼠鼷上一寸。又在曲骨二
寸間。髀關膝上有尺二。伏兔膝上六寸是。陰市膝上方三寸。梁邱
膝上二寸記。膝臏陷中犢鼻存。膝下三寸三里至。膝下六寸上廉
穴。膝下七寸條口位。膝下八寸下廉看。下廉之旁豐隆係。卻是踝
上八寸量。解谿跗上繫鞋處。衝陽跗上五寸喚。陷谷庭後二寸間。
內庭次趾外間陷。厲兑大次趾外端。

足陽明胃經穴摘要歌

（頭維）頭風頭痛刺頭維。三分刺入稍沿皮。目痛不明淚多出。針之

則愈灸不宜。穴在額角入髮際。去神庭旁四寸五分。

針三分沿皮向下。留五呼。禁灸。

（頰車）頰車主灸牙不開。口眼歪斜出語難。牙風面腫亦可刺。偏正

頭疼何懼哉。穴在耳下一寸。曲頰之端近前陷中。針三五分。

留五呼。灸三至七七壯。炷如小麥。

（地倉）口眼歪斜灸地倉。唇弛頰腫失音吭。牙禁不開目不閉。閒烏

視物目䀮䀮。穴在口吻旁四分。針三分。留五呼。灸七至七七壯。病

左治右。右治左。艾炷宜小。過大則口反歪。灸承漿可愈。

（乳根）膺腫乳癰灸乳根。小兒亦有龜胸稱。噎噦膈氣食難下。胸疼

胸腹治尨龍。穴在乳下一寸六分。仰而取之。

針五分至一寸。留五呼。灸五壯。

（天樞）天樞主灸脾胃傷。泄瀉痢疾甚相當。鼓脹癥瘕艾火

多加體必康。穴在臍旁二寸，針五分至一寸，留七呼，灸五至百壯，孕婦不可針。

（伏兔）膝冷須尋伏兔中。並療腳氣痺疼風。若逢穴處生瘡癤。說與醫人莫用功。穴在膝上六寸，正跪坐而取之，針五分至一寸，禁灸。

（陰市）陰市堪醫痿痺困。腰膝多寒似水侵。兼療兩足拘攣痃。寒疝少腹痛難禁。穴在膝上三寸，屈膝取之，針三分至七分，留五呼，灸三至七壯。

（足三里）足三里治氣上攻。諸虛牙痛及耳聾。噎膈膨脹水腫喘。寒濕腳氣兼痺風。穴在膝眼下三寸，骭外，舉膝取之，針一寸五分至三寸，留七呼，灸三壯至十壯。

（豐隆）豐隆可治痰癲狂。頭疼面腫利能痊。婦人心痛如噯喘。腿膝疼痠步履艱。穴在外踝上八寸，針六七分至一寸，留七呼，灸三壯。

壽世　卷二　十一

胃　經

（解谿）解谿可治風水氣。腹足虛浮目生翳。氣衝發噎頭目昏。悲泣顛狂者驚瘛。穴在足腕上繫鞋帶處，針三五分，留五呼，灸五壯。

（衝陽）衝陽主治病在胃。足痿跗腫難進退。針刺之時須留神。不教出血斯為貴。穴在足跗上五寸，針三分，留三呼，灸三壯，一說不宜灸。

（陷谷）何病最宜刺陷谷。腸鳴疝痛兼及腹。無汗振寒水氣腫。面浮善噫痎瘧作。穴在次趾外本節後去內庭二寸，針五五分，留五呼，灸三壯。

（內庭）內庭堪瀉痞滿堅。腹响振寒咽痛然。並瀉婦人石蠱脹。行經頭齒腹疼生。穴在次中二趾之間，針四五分，留五呼，灸三數壯。

（厲兌）厲兌尋來尸厥證。驚狂面腫痹當喉。足寒膝臏下麻痹。跣

白同求夢魘滑。穴在足次趾外側爪甲角。針一分留三呼灸一壯

四　足太陰脾經

足太陰脾經脈之分野

脾足太陰之脈。起於太趾之端。（隱白）循趾內側白肉際。過核骨後。（太白）上內踝前廉。（商丘）上腨內。（三陰交）循脛骨後。交出厥陰之前。（陰陵）上膝股內前廉。（血海）入腹。（衝門）屬脾絡胃。上膈挾咽。連舌本。散舌下。其支者復從胃別上膈。注心中。

足太陰脾經穴分寸歌　二十一穴

大趾內側端隱白。節前陷中求大都。（原作節後）太白核前白肉際。

節後一寸公孫呼。商丘內踝微前陷。踝上三寸三陰交。踝上六寸漏谷是。膝下五寸地機朝。膝下內側陰陵泉。血海膝臏上內廉。箕門穴在魚腹取。動脈應手越筋間。衝門橫骨兩端同。去腹中行三寸半。衝上七分府舍求。舍上三寸腹結算。結上三寸是大橫。卻與臍平莫訓配。脘之旁四寸處。便是腹哀分一段。中庭旁五食竇穴。膻中去六是天谿。再上寸六胸鄉穴。周榮相去亦同然。大包腋下有六寸。淵腋之下三寸絆。

五　手少陰心經

手少陰心經脈之分野

心手少陰之脈。起於心中。出屬心系。下膈絡小腸。其支者從心系上挾咽。繫目系。其直者復從心系却上肺。下出腋下。(極泉)下循臑內後廉。(青靈)行厥陰心主之後。(少海)下肘內。循臂內後後廉。抵掌後銳骨之端。(神門)入掌內後廉。(少府)循小指之內出其端。(少沖)

手少陰心經穴分寸歌　九穴

少陰心起極泉中。腋下筋間動引胸。青靈肘上三寸覓。少海肘後五分充。靈道掌後一寸半。通里腕後一寸同。陰郄去腕五分的。神門掌後銳骨逢。少府小指本節末。小指內側是少衝。

六　手太陽小腸經

手太陽小腸經脈之分野

小腸手太陽之脈。起於小指之端。（少澤）循手外側。（後谿）上腕（腕骨）出踝中。（養老）直上循臂骨外廉。（小海）支肩上。（秉風）入缺盆絡心。循咽下膈。抵胃屬小腸。其支者從缺盆循頸上頰。（天容）至目銳眥。却入耳中。（聽宮）其支者別頰上䪼。抵鼻至目內眥。斜絡於顴。

手太陽小腸經穴分寸歌　十一穴

小指外端為少澤。前谷外側節前覓。節後捏拳取後谿。腕骨腕前骨陷側。兌骨下陷陽谷討。腕後銳上覓養老。支正腕後五寸量。小海肘端五分好。肩貞胛下兩筋解。臑俞大骨下陷保。天宗秉風後

骨中。肩風府外舉有空。曲垣肩中曲肩陷。外俞去脊三寸。從中俞

二寸大椎旁。天窗扶突後陷。詳天容耳下曲頰後。顴髎面鳩銳端

豊。聽宮耳中大如菽。此爲小腸手太陽。

七　足太陽膀胱經脈之分野　六十七穴

膀胱足太陽之脈。起於目內眥。（睛明）上額交巔。（通天）其支者。從巔

至耳上角。其直者從巔入絡腦。還出別下項。（天柱）循肩髆內。（大杼）

挾脊抵腰中。（腎俞）入循膂絡腎。屬膀胱。其支者從腰中下挾脊貫

臀入膕中。（委中）其支者從髆內左右別下。貫胛挾脊內。（附分）過髀

樞。循髀外。從後廉下合膕中。以下貫腨內。（承山）出外踝。（崑崙）循京

醫經

骨（京骨）至小趾外側。（至陰）

足太陽膀胱經穴分寸歌　六十七穴

足太陽是膀胱經。目內眥角始睛明。眉頭中攢竹取。眉冲直上旁神庭。曲差入髮五分際。神庭旁開寸五分。五處旁開六寸半。細算卻與顖會平。承光通天絡卻穴。相去寸五調自看。玉枕夾腦一寸三。入髮三寸枕骨取。天柱項後髮際中大筋外廉陷中。獻自此夾脊開寸五。第一大杼二風門。三椎肺俞厥陰四。心五督六椎下論。膈七肝九十胆俞。十一脾俞十二胃。十三三焦十四腎。氣海俞在十五椎。大腸十六椎之下。十七關元俞穴椎。小腸十八。胱十九。

中膂穴針二十壯。白環俞一椎下當。以上諸穴可推之。更有上次
中下髎。一二三四髎空好。會陽陰尾尻骨旁。背部第二諸穴了。又
從脊上開三寸。第二椎下爲附分。三椎魄戶四膏肓。第五椎下神
堂。譩譆第六膈關七。第九魂門陽綱十。十一意舍之穴存。十二
胃倉穴已分。十三肓門端正在。十四志室不須論。十九胞肓廿一
秩（秩邊）背部三行諸穴勻。又從臀下橫紋取。承扶居下陷中央。殷
門扶下方六寸。委陽膕外兩筋鄉。浮郄實居委陽上。相去只有一
寸長。委中在膕約紋裏。此下三寸尋合陽。承筋合陽之下直。穴在
腨腸之中央。承山腨下分肉間。外踝七寸上飛陽。跗陽外踝上三

寸。崑崙後跟陷中央。僕參跟下腳邊上。申脈踝下五分張。金門申前墟後取。京骨外側骨際量。束骨本節後肉際。通谷節前陷中強。至陰却在小趾側。太陽之穴始週詳。

八　足少陰腎經脈之分野

腎足少陰之脈。起於小指之下。斜趨足心（湧泉）出於然谷之下。循内踝之後（太谿）別入跟中（水泉）以上腨内（築賓）出膕内廉（陰谷）上股内後廉（橫骨）貫脊屬腎。絡膀胱。其直者從腎上貫肝膈入肺中。循喉嚨。挾舌本。其支者從肺出絡心。注胸中（俞府）

足少陰腎經穴分寸歌　二十七穴

足掌心中是湧泉。然谷踝前大骨邊。太谿踝後跟骨上。照海踝下
四分安。水泉谿下一寸覓。大鍾跟後踵筋間。復溜踝上前二寸。交
信踝上二寸邊。二穴只隔筋前後。太陰之後少陰前。築賓內踝上
腨分。陰谷膝下內輔邊。橫骨大赫并氣穴。四滿中注亦相連。五穴
上行皆一寸。中行旁開半寸邊。肓俞上行亦一寸。俱在臍旁半寸
間。商曲石關陰都密。通谷幽門五穴纏。下上俱是一寸取。各開中
行半寸前。步廊神封靈墟穴。神藏彧中俞府安。上行寸六旁二寸。
俞府璇璣二寸觀。

九、手厥陰心包絡經脈之分野

次主手厥陰心包絡之脈。起於胸上。出屬心系。下膈歷絡三焦。其支者循胸中出(天池)脇腋下三寸上抵腋下循臑內(天泉)行太陰少陰之間。入肘中(曲澤)下臂行兩筋之間(間使)入掌中(勞宮)循中指出其端(中沖)其支者別掌中循小指次指出其端(關沖)

手厥陰心包絡經穴分寸歌　九穴

心包穴起天池間。乳後旁一腋下三。天泉曲腋下二寸。曲澤肘內橫紋端。郄門去腕方五寸。間使腕後三寸安。內關去腕止二寸。大陵掌後兩筋間。勞宮屈中名指取。中沖中指之末端。

十　手少陽三焦經脈之分野

三焦手少陽之脈。起於小指次指之端。（關衝）上出兩指之間。（液門）循手表腕（陽池）出臂外兩骨之間。上貫肘。（天井）循臑外上肩。（臑會）而交出足少陽之後。（天髎）入缺盆。布膻中。散絡心包。下膈循屬三焦。其支者。從膻中上出缺盆。上項。繫耳後。直上出耳上角。以屈下頰至䪼。其支者。從耳後入耳中（翳風）出走耳前。（耳門）過客主人前。交頰。至目銳眥。（瞳子髎）

手少陽三焦經穴分寸歌　二十三穴

無名指外端關衝。液門小次指陷中。中渚液上止一寸。陽池手表腕陷中。外關腕後方二寸。腕後三寸支溝容。支溝橫外取會宗。空中一寸用心攻。腕後四寸三陽絡。四瀆肘前五寸着。天井肘外大骨後。肘骨外間一寸陵。肘後二寸清冷淵。消濼對腋臂外落。臑會（肘上）下二寸）臑會肩前三寸量。肩髎臑上陷中央。天髎毖骨陷內上。天牖天容之後旁。翳風耳後尖角陷。瘈脈耳後雞足張。在翳風顱息亦在青絡上。角孫耳廓上中央。耳門耳缺前起肉。和髎耳後銳髮鄉。欲知絲竹空何在。眉後陷中仔細量。

十一　足少陽胆經脈之分野

胆足少陽之脈。起於目銳眥。（瞳子髎）上抵頭角。（頷厭）下耳後。（完骨）循頸行手少陽之前。至肩上。却交出手少陽之後。（肩井）入缺盆。其支者從耳後入耳中。出走耳前。至目鋭之後。其支者。別鋭眥。下大迎。合於手少陽。抵於䪼。下加頰車。下頸合缺盆。以下胸中。貫膈絡肝屬胆。循脇裏。（淵腋）出氣街。繞毛際。橫入髀厭中。（環跳）其直者。從缺盆下腋。循胸過季脇。（帶脈）下合髀厭中。以下循髀陽。出膝外廉。（中瀆）下外輔骨之前廉。（陽陵）直下抵絶骨之端。（絶骨）下出外踝之前。（丘墟）循足跗上。入小趾次趾之間。（竅陰）其支者。別跗上。入大趾之間。循大趾內歧骨出其端。還貫爪甲。出三毛。（大敦）

足少陽胆經穴分寸歌　四十四穴

外眥五分瞳子髎。耳前陷中聽會繞。上關上行一寸是。內斜曲角頷厭。照後行顱中釐下廉。曲鬢耳前髮際看。入髮寸半率角穴。天沖率後斜三分。浮白下行一寸間。竅陰穴在枕骨下。完骨耳後入髮際。量得四分須用記。本神神庭旁三寸。入髮五分耳上繫。陽白眉上一寸許。入髮五分是臨泣。臨後寸半目窗穴。正營承靈及腦空。後行相去寸半同。風池耳後髮際陷。肩井肩上陷解中。大骨之前寸半取。淵液腋下三寸逢。輒筋復前一寸行。日月乳下二肋逢。期門之下五分存。臍上五分旁九五。季肋俠脊是京門。季下寸八尋帶脈。帶下三寸五樞真。維道章下五三定。章下八三居髎名。環跳髀樞宛中陷。風市垂手中指尋。膝上五寸是中瀆。陽關陽陵上三寸。陽陵膝下一寸。陽交外踝上七寸。外丘外踝七分寸。此係斜屬三陽絡踝上五寸。定光明踝上四寸。陽輔地踝上三寸。是懸鐘丘墟踝下陷中立。丘下三寸臨泣存。臨下五分地五會。會下一寸俠谿呈。欲覓竅陰歸何處。小趾次趾外側尋。

足厥陰肝經脉之分野

肝足厥陰之脈。起於大趾叢毛之際。（大敦）上循足跗上廉。（太冲）去內踝一寸。上踝八寸。（中都）交出太陰之後。（膝關）上膕內廉。（曲泉）循股陰。（五里）入毛中。（陰廉）過陰器。抵小腹。（章門）屬肝絡胆。上貫膈。布脇肋。（期門）循喉嚨之後。上入頏顙。連目系。上出額。與督脈會於巔。

其支者從目系下頰裡。環唇內。其支者從肝別貫膈上注肺。

足厥陰肝經穴分寸歌　十四穴

足大趾端名大敦。行間大趾縫中存。太冲本節後寸半。（原作二寸）踝前一寸號中封。蠡溝踝上五寸是。中都踝上七寸中。膝關犢鼻下二寸。曲泉屈膝盡橫紋。陰包膝上方四寸。氣衝三寸下五里。陰廉衝下有二寸。急脈陰旁二寸半。章門直臍季肋端。肘尖盡處側臥取。期門又在乳直下四寸之間無差矣。

任經脈之分野

任脈者起於中極之下。以上毛際循腹裡。上關元至咽喉上頤循面入目。

任經穴分寸歌　廿五穴

任脈會陰兩陰間。曲骨毛際陷中間。中極臍下四寸取。關元臍下三寸安。臍下二寸石門是。臍下寸半氣海看。臍下一寸陰交穴。臍之中央即神闕。臍上一寸爲水分。臍上二寸下脘屬。臍上三寸建里名。臍上四寸中脘續。臍上五寸上脘當。臍上六寸名巨闕。鳩尾蔽骨下五分。中庭膻下有寸六。膻中却在兩乳間。膻上寸六玉堂主。膻上紫宮三寸二。膻上四八華蓋舉。膻上璇璣六寸四。璣上一寸天突取。天突結喉下四寸。廉泉頷下結上許。承漿頤前下唇中。

齦交齒下齦縫處。

督脈之分野

督脈者。起於小腹以下骨中央。女子入繫廷孔。其孔溺孔之端也。其脈循陰器。合篡間。繞篡後。別繞臀至少陰。與巨陽中絡者合少陰。上股內後廉。貫脊屬腎。與太陽起於目內眥。上額交巔上。入絡腦。還出別下項。循肩髆內。挾脊抵腰中。入循膂絡腎。其男子循莖下至篡。與女子等。其小腹直上者。貫臍中央。上貫心。入喉。上頤環唇。上繫兩目之下中央。

督脈經穴分寸歌

尾閭骶端是長強。二十一椎腰俞當。十六陽關十四命。十三懸樞脊中央。十椎中樞筋縮九。七椎之下乃至陽。六靈臺五神三身柱。陶道一椎之下鄉。一椎之上大椎穴。上至髮際啞門行。風府一寸宛中取。腦户二五枕之方。再上四寸強間位。五寸五分後頂強。七寸百會頂中取。耳尖直上髮中央。前頂前行八寸半。前行一尺顖會量。一八一寸上星會。入髮五分神庭當。鼻端準頭素髎穴。水溝鼻下人中藏。兑端唇尖端上取。齦交齒上齦縫鄉。

十二經井滎俞經合治症主要訣

井之所治皆主心下滿　滎之所治皆主身熱　俞之所治皆主體重

醫經

節痛經之所主（治皆）喘咳寒熱 合之所治皆主開泄熱氣

（說明）心下滿屬於肺氣鬱結者針肺之井穴少商屬於陽明熱結者針陽明經之井穴商陽與屬兑餘類推身熱屬於肺熱者針肺之滎穴魚際屬於胃熱者針內庭餘皆類推

行針指要訣

或針風先向風府百會中 或針水水分挾臍上一寸 或針結針取大腸二間得 或針勞須向膏肓及百勞 或針虛氣海丹田委中取 或針氣膻中一穴子細試 或針欬肺俞風門灸可得 或針痰先針中脘三里間 或針吐中脘氣海膻中補翻胃

一八

吃食一般篇

（說明）針風病以風府百會為主再針他穴針水病以灸水分為主再針他穴餘類推

四總穴訣

肚腹三里求　腰背委中留　頭項尋列缺　面口合谷收

（說明）肚腹之病先針三里繼針其他腰背之病必針委中餘及其他俱皆類推

看部取穴法

人身上部病取手陽明經　中部病取足太陰經　下足部病取

醫經

足厥陰經　前臂病取足陽明經　後背病取足太陽經

（說明）人身上部之病多屬手陽明經病。多取其經穴針之。中部病屬足太陰經病多。則多取其經穴以針之。餘可類推。

八會訣

腑會中脘　臟會章門　筋會陽陵　髓會絕骨　血會膈俞

骨會大杼　脈會太淵　氣會膻中

（說明）凡屬腑病先針中脘繼針別穴臟病先針章門繼針他穴餘類推

百症賦箋註

百症俞穴再三用心顖會連於玉枕頭風療以金針(本條頭風指慢性而言宜改針為灸血虛腦暈更宜針灸肝俞腰俞)懸顱頷厭之中偏頭痛止(肝胆風熱刺微出血更刺風池甚效)強間豐隆之際頭痛難禁(痰火上擾宜刺以降之強間不易刺入可代以風府)原夫面腫虛浮須依水溝前頂(前頂宜灸)耳聾氣閉全憑聽會翳風面上虫行血熱迎香可取耳中蟬噪聽會可攻(痰火上擾宜再刺豐隆風池屬腎虛者當灸腎俞氣海)目眩兮支正飛揚目黃兮陽綱胆俞(陽黃針陰黃灸宜加取至陽穴)攀睛攻肝俞少澤之所(日

久火平則灸之)淚出刺臨泣頭維之處目中漠漠(似有白膜近名曰氣膜)即尋攢竹三間目覺䀮䀮(不明意無所見一爲黑花撩亂)急取養老天柱觀其雀目肝氣睛明行間而細推(肝熱腎虛所致宜再取肝俞涌泉)審他項強傷寒溫溜期門而主之(傷寒宜再刺風府大椎天柱風門)廉泉中冲舌下腫痛可取(特效)天府合谷鼻中衄血宜攻耳門絲竹空住牙疼於頃刻(屬齒疼)頰車地倉穴正口喎於片時(喎左灸右喎右灸左)喉痛兮液門魚際去療(三焦邪熱上攻)筋轉而金門丘墟來醫(當再刺承山)陽谷俠谿頷腫口噤並治少商曲澤血虛口渴同施(當再刺舌下)通天治鼻內無聞

之苦(宜補灸再刺迎香)復溜去舌乾口燥之悲(腎俞處)啞門關沖微細不語而要緊天鼎間使失音囁嚅而休遲(風痰所致)太沖瀉唇喎以速愈承漿瀉牙痛而即移頭項強多惡風束骨相連於天柱(宜加刺風池風府)熱病汗不出大都更接於經渠(宜再刺間使合谷三陰交)且如兩臂頑麻少海就於三里(當針灸並施)半身不遂陽陵遠達於曲池(刺後宜加灸足三里)內關掃盡胸中之苦悶(特效)聽宮脾俞祛殘心下之悲悽(聽宮穴不可解)殆瀉小腸以安心從知脇肋疼痛氣戶華蓋有靈(宜加刺期門)腹內腸鳴下脘陷谷能平(中有水氣下脘宜針灸並施更宜灸天樞)胸脇支滿章門不

細尋(章門多灸亦當刺膈俞)膈痛飲蓄膻中巨闕便針(膻中須沿皮向下蓄飲作痛宜專灸脾俞中脘期門亦不可少)胸滿更加噎塞中府意舍所行胸膈停留瘀血腎俞巨髎宜徵(巨髎費解恐巨闕之誤)胸滿項強神藏璇璣宜試(治項強大椎風池不可少)背連腰痛白環委中曾經(宜加針環跳)脊強兮水道筋縮(人中更驗)目瞤兮顴髎大迎痙病非顱顖而不愈本穴宜出血當予刺風府大椎曲池合谷中脘崑崙臍風須然谷而易醒(臍之四周宜各灸一壯或用神灯火法)委陽天池腋腫針而速愈後谿環跳腿疼刺而即輕(當刺陽陵崑崙)夢魘不安厲兑相諧於隱白發狂奔走上脘同起於神門驚悸怔忡取陽

交解谿勿誤反張悲哭仗太冲大横須精(三三歲小孩有之與驚癇反張不同)癜痂當身柱本神之處(當再刺大陵間使神門)發熱問少冲曲池之濱(重者委中合谷間使後谿等穴亦宜刺)歲熱時行陶道復求肺俞理(合谷曲池亦當刺)風癇常發神道還要心俞尋(此症宜灸心俞宜少灸)濕寒濕熱下髎定(殆指腸風痔漏等症)厥寒厥熱湧泉清(指厥熱言寒厥宜灸關元)寒慄惡寒三間疏通陰郄繼煩心嘔吐幽門開徹玉堂明行間湧泉去消渴之腎渴陰陵水分治水腫之臍盈(針陰陵灸水分)癆瘵傳尸趨魄戶膏肓之路(針後灸之並灸足三里)中邪霍亂尋陰谷三里之程(當再刺承山委中

尺澤中脘等穴)治疸消黄指後谿腕骨而定(宜再刺灸至陽)倦言嗜卧求大鍾通里則精、(宜加刺灸脾俞)咳嗽連聲肺俞須加天突穴小便赤澀兑端獨瀉太陽經、(小海穴)刺長强與承山善主腸風新下血針三陰與氣海專司白濁及遺精、且如盲俞横骨瀉五淋之久困(須候濕熱已去)陰郄後谿治盗汗之多出(加刺大椎)脾虚穀食難化是脾俞膀胱俞胃俞冷食物不消灸魂門胃俞之鬱、(三穴須多灸中脘亦不可少)鼻痔必取齦交癭氣須求浮白、大敦照海患寒疝而善蠲(最宜三角灸灸關元尤妙)五里臂臑攻瘰癧而易見(並宜灸肩井與天井)至陰屋翳療癢疾之多疼肩髃陽谿消癮風之極熱抑又論婦人經事改常自有地機血海（宜針灸並施）女子少氣漏血不與交信合陽帶人產崩衝門氣衝宜審月潮違限天樞水泉須詳（前期宜刺瀉後期宜灸補）肩井乳癰而極效（初起並刺尺澤）商丘痔瘤而量良（如承山長強佳）脫肛取百會長強之所無子求陰交石關之鄉中脘主乎積痢外丘收乎大腸（治痢疾脫肛）當加灸天樞氣海大腸俞）寒瘧兮商陽太谿驗（宜加灸大椎痃癖兮衝門血海強（宜多灸）

生死第八

（素問玉機真藏論）五藏受氣於其所生。傳之於其所勝。氣舍於其所生。死於其所不勝。病之且死。必先傳行。至其所不勝。病乃死。此言氣之逆行也。故死。肝受氣於心。傳之於脾。氣舍於腎。至肺而死。心受氣於脾。傳之於肺。氣舍於肝。至腎而死。脾受氣於肺。傳之於腎。氣舍於心。至肝而死。肺受氣於腎。傳之於肝。氣舍於脾。至心而死。腎受氣於肝。傳之於心。氣舍於肺。至脾而死。此皆逆死也。一日一夜五分之。此所以占死生之早暮也。

五實死。五虛死。脈盛。皮熱。腹脹。前後不通。悶瞀。此謂五實。脈細。皮寒。氣少。泄利前後。飲食不入。此謂五虛。其時有生者。何也。漿粥入胃。泄注止。則虛者活。身汗得後利。則實者活。此其候也。

大骨枯槁。大肉陷下。胸中氣滿。喘息不便。其氣動形。期六月死。真藏脈見。乃與之期日。急虛身中卒至。五藏絕閉。脈道不通。氣不往來。譬于墮溺。不可為期。

素問脈要精微論 五藏者中之守也。中盛藏滿。氣勝傷恐者。聲如從室中言。是中氣之溼也。言而微。終日乃復言者。此奪氣也。衣被不斂。言語善惡。不避親踈者。此神明之亂也。倉廩不藏者。是門戶不要也。水泉不止者。是膀胱不藏也。得守者生。失守者死。

夫五藏者。身之強也。頭者。精明之府。頭傾視深。精神將奪矣。背者。胸中之府。背曲肩隨。府將壞矣。腰者。腎之府。轉搖不能。腎將憊矣。膝者。筋之府。屈伸不能。行則僂附。筋將憊矣。骨者。髓之府。不能久立。行則振掉。骨將憊矣。得強則生。失強則死。

夫精明五色者。氣之華也。赤欲如白裹朱。不欲如赭。白欲如鵝羽。不欲如鹽。青欲如蒼璧之澤。不欲如藍。黃欲如羅裹雄黃。不欲如黃土。黑欲如重漆色。不欲如地蒼。五色精微象見矣。其壽不久也。

（素問五藏生成篇）色見青如草茲者死。黃如枳實者死。黑如炲者死。赤如衃血者死。白如枯骨者死。此五色之見死也。青如翠羽者生。赤如雞冠者生。黃如蟹腹者生。白如豕膏者生。黑如烏羽者生。此五色之見生也。

（素問診要經終論）太陽之脈。其終也。戴眼反折瘈瘲。其色白。絶汗乃出。出則死矣。

少陽終者。耳聾百節皆縱。目瞏絶系。絶系一日半死。色先青。白乃死矣。

陽明終者。口目動作。善驚妄言。色黃。其上下經盛。不仁。則終矣。

少陰終者。面黑。齒長而垢。腹脹閉。上下不通而終矣。

太陰終者。腹脹閉。不得息。善噫。善嘔。嘔則逆。逆則面赤。不逆則上下不通。不通則面黑。皮毛焦而終矣。

厥陰終者。中熱。嗌乾。善溺。心煩。甚則舌卷卵上縮而終矣。

（素問三部九候論）脈不往來者死。皮膚著者死。瞳子高者。太陽不足。戴眼者。太陽已絕。此決死生之要也。

（靈樞經脈篇）手太陰氣絕。則皮毛焦。太陰者。行氣溫于皮毛者也。故氣不榮。則皮毛焦。皮毛焦。則津液去皮節。津液去皮節者。則爪枯毛折。毛折者。則毛先死。丙篤丁死。火勝金也。

手少陰氣絕。則脈不通。脈不通。則血不流。血不流。則

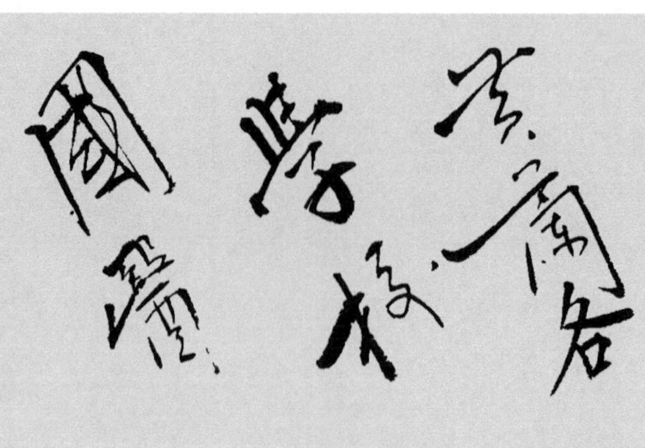

髮色不澤。故其面黑如漆柴者。血先死。壬篤癸死。水勝火也。

足太陰氣絕。則脈不榮肌肉。脣舌者。肌肉之本也。脈不榮。則肌肉軟。肌肉軟則舌萎人中滿。人中滿則脣反。脣反者。肉先死。甲篤乙死。木勝土也。

足少陰氣絕。則骨枯。少陰者。冬脈也。伏行而濡骨髓者也。故骨不濡。則肉不能著也。骨肉不相親。則肉軟卻。肉軟卻。故齒長而垢。髮無澤。髮無澤者。骨先死。戊篤己死。土勝水也。

一百十八

足厥陰氣絕則筋絕。厥陰者。肝脈也。肝者。筋之合也。筋者聚于陰氣而脈絡于舌本也。故脈弗榮則筋急。筋急則引舌與卵。故唇青舌卷卵縮則筋先死。庚篤辛死。金勝木也。

五陰氣俱絕。則目系轉。轉則目運。目運者。為志先死。志先死。則遠一日半死矣。

六陽氣俱絕。則陰與陽相離。離則腠理發泄絕汗乃出。故旦占夕死夕占旦死。

（素問平人氣象論）肝見庚辛死。心見壬癸死。脾見甲乙死。肺見丙丁死。腎見戊已死。是謂真藏見皆死。

(靈樞歲露論)三虛者。其死暴疾也。得三實者邪不能傷人也。乘年之衰。逢月之空。失時之和。因為賊風所傷。是謂三虛。

蘇論第九

(素問上古天真論)上古之人。其知道者。法于陰陽。和于術數。食飲有節。起居有常。不妄作勞。故能形與神俱。而盡終其天年。度百歲乃去。今時之人不然也。以酒為漿。以妄為常。醉以入房。以欲竭其精。以耗散其真。不知持滿。不時御神。務快其心。逆於生樂。起居無節。故半百而衰也。夫上古聖人之教下也。皆謂之虛邪賊風。避之有時。恬淡虛無。真氣從之。精神內守。病安從來。

女子七歲。腎氣盛。齒更髮長。二七而天癸至。任脈通。太衝脈盛。月事以時下。故有子。三七。腎氣平均。故真牙生而長極。四七。筋骨堅。髮長極。身體盛壯。五七。陽明脈衰。面始焦。髮始墮。六七。三陽脈衰於上。面皆焦。髮始白。七七。任脈虛。太衝脈少。天癸竭。地道不通。故形壞而無子也。

丈夫八歲。腎氣實。髮長齒更。二八。腎氣盛。天癸至。精
氣溢寫。陰陽和。故能有子。三八。腎氣平均。筋骨勁強。
故真牙生而長極。四八。筋骨隆盛。肌肉滿壯。五八。腎
氣衰。髮墮齒槁。六八。陽氣衰竭于上。面焦。髮鬢白頒。
七八。肝氣衰。筋不能動。天癸竭。精少。腎藏衰。形體皆
極。八八。則齒髮去。腎者主水。受五藏六府之精而藏
之。故五藏盛。乃能寫。今五藏皆衰。筋骨解墮。天癸盡
矣。故髮鬢白。身體重。行步不正。而無子耳。

有其年已老而有子者何也。此其天壽過度。氣脈常通。而腎氣有餘也。此雖有子。男不過盡八八。女不過盡七七。而天地之精氣皆竭矣。

素問四氣調神大論。春三月。此謂發陳。天地俱生。萬物以榮。夜臥早起。廣步于庭。被髮緩形。以使志生。生而勿殺。予而勿奪。賞而勿罰。此春氣之應。養生之道也。逆之則傷肝。夏為寒變。奉長者少。

夏三月。此謂蕃秀。天地氣交。萬物華實。夜臥早起。無厭于日。使志無怒。使華英成秀。使氣得泄。若所愛在外。此夏氣之應。養長之道也。逆之則傷心。秋為痎瘧。奉收者少。冬至重病。

秋三月。此為容平。天氣以急。地氣以明。早臥早起。與雞俱興。使志安寧。以緩秋刑。收斂神氣。使秋氣平。無外其志。使肺氣清。此秋氣之應。養收之道也。逆之則傷肺。冬為飧泄。奉藏者少。

冬三月。此謂閉藏。水冰地坼。無擾乎陽。早臥晚起。必待日光。使氣若伏若匿。若有私意。若已有得。去寒就溫。無泄皮膚。使氣亟奪。此冬氣之應。養藏之道也。逆之則傷腎。春為痿厥。奉生者少。

(素問六節藏象論)天食人以五氣。地食人以五味。五氣入鼻。藏于心肺。上使五色修明。音聲能彰。五味入口。藏于腸胃。味有所藏。以養五氣。氣和而生。津液相成。神乃自生。

(靈樞五癃津液別篇)水穀入于口。輸于腸胃。其液別有五。天寒衣薄。則為溺於氣。天熱衣厚。則為汗。悲哀氣并。則為泣。中熱胃緩。則為唾。邪氣內逆。中氣為之閉塞而不行。則為水脹。願聞其道。曰水穀皆入于口。其味有五。各注其海。津液各走其道。故三焦出氣。以溫肌肉。充皮膚。為其津。其流而不行者為液。天暑衣厚則腠理開。故汗出。寒留于分肉之間。聚沫則為痛。天寒則腠理閉。氣濇不行。水不留于膀胱。則為溺與氣。五藏六府。心為之主。耳為之聽。目為之候。肺為之相。肝為之將。脾為之衛。腎為之主外。故五藏六府之津液。盡上滲於目。心悲氣并。則心系急。心系急則肺舉。肺舉則液上溢。夫心系與肺不能常舉。乍上乍下。故欬而泣出矣。中熱則胃中消穀。消穀則蟲上下作。腸胃充郭。故胃緩。胃緩則氣逆。故唾出。

（素問解精微論）不知水所從生。涕所從出也。曰夫心者五

醫經 一百二十二

藏之專精也。目者其竅也。華色者其榮也。是以人之有德也。則氣和于目。有亡憂知于色。是以悲哀則泣下。泣下水所由生。水宗者積水也。積水者至陰也。至陰者腎之精也。宗精之水。所以不出者。精持之也。輔之裹之。故水不行也。夫水之精為志。火之精為神。水火相感。神志俱悲。是以目之水生也。故諺言曰。心悲名曰志悲。志與心精共湊于目也。泣涕者腦也。腦者陰也。髓者骨之充也。故腦滲為涕。志者骨之主也。是以水流而涕從之者。其行類也。夫泣不出者。哭不悲也。不泣者。神不慈也。神不

慈則志不悲。陰陽相持。泣安能獨來。夫志悲者惋。惋

則沖陰。沖陰則志去目。志去則神不守精。精神去目。涕

泣出也。且子獨不誦夫經言乎。厥則目無所見。夫人厥

則陽氣并于上。陰氣并於下。陽并于上則火獨光也。陰并于下。

則足寒。足寒則脹也。夫一水不勝五火。故目眥盲。是以衝風。泣

下而不止。夫風之中目也。陽氣內守于精。是火氣燔目。故見

風則泣下也。夫火疾風生乃能雨。此之類也。

（靈樞五音五味篇）婦人無鬚者。無血氣乎。曰衝脈任脈皆起

於胞中。上循背裏。為經絡之海。其浮而外者。循腹右上行。

會于咽喉。别而絡脣口。血氣盛。則充膚熱肉。血獨盛。則澹滲皮膚。生毫毛。今婦人之生。有餘于氣。不足於血。以其數脱血也。衝任之脉。不榮口脣。故鬚不生焉。

士人有傷于陰。陰氣絶而不起。然其鬚不去。宦者獨去。何也。曰宦者去其宗筋。傷其衝脉。血瀉不復。皮膚内結。脣口不榮。故鬚不生。

其有天宦者。未嘗被傷。不脱於血。然其鬚不生。其故何也。曰此天之所不足也。其任衝不盛。宗筋不成。有氣無血。脣口不榮。故鬚不生。

莆田國医專科学校讲義

醫經 難經

（合訂本）

民國五十四年五月重訂

《难经》引言

《难经》为莆田国医专科学校教材之一，编者不详，系残本，现存原稿第13～39页。全书照录《难经》的八十一难，残本从十九难开始。从本书的具体内容看，主要参考了元代滑寿的《难经本义》的一些材料。

□同文　作青

□　士　中藏作文

診不得肺脉。而右脇有積氣者。何也。然。肺脉雖不見。

右手脉當沉伏。

其外痼疾同法耶。將異也。

然。結者脉來去時一止無常數名曰結也。伏者脉行

筋下也。浮者脉在肉上行也。左右表裏法皆如此。

假令脉結伏者。內無積聚。脉浮結者。外無痼疾。有積

聚脉不結伏。有痼疾脉不浮結。為脉不應病。病不應

脉。是為病死也。

十九難曰。經言脉有逆順。男女有恆而反者。何謂也。

難經　十三

然。男子生於寅。寅為木陽也。女子生於申。申為金陰也。故男脈在關上。女脈在關下。是以男子尺脈恆弱。女子尺脈恆盛。是其常也。（本義曰恆胡登反常也）反者。男得女脈。女得男脈也。

其為病何如。然。男得女脈為不足。病在內。左得之病在左。右得之病在右。隨脈言之也。女得男脈為太過。病在四肢。左得之病在左。右得之病在右。隨脈言之。此之謂也。

二十難曰。經言脈有伏匿。伏匿於何藏而言伏匿耶。

然。謂陰陽更相乘更相伏也。脉居陰部而反陽脉見者。為陽乘陰也。脉雖時沈濇而短。此謂陽中伏陰也。脉居陽部而反陰脉見者。為陰乘陽也。脉雖時浮滑而長。此謂陰中伏陽也。

重陽者狂。重陰者癲。脱陽者見鬼。脱陰者目盲。

二十一難曰。經言人形病脉不病曰生。脉病形不病曰死。何謂也。然。人形病脉不病。非有不病者也。謂息數不應脉數也。此大法。

二十二難曰。經言脉有是動。有所生病。一脉變為二

難　十四

病者何也。然。經言是動者氣也。所生病者血也。邪在氣。氣為是動。邪在血。血為所生病。氣主呴之。血主濡之。氣留而不行者。為氣先病也。血壅而不濡者。為血後病也。故先為是動。後所生也。（呴香句反。濡平聲）

二十三難曰。手足三陰三陽。脈之度數。可曉以不。然。手三陽之脈。從手至頭。長五尺。五六合三丈。手三陰之脈。從手至胸中。長三尺五寸。三六一丈八尺。五六三尺。合二丈一尺。足三陽之脈。從足至頭。長八尺。六八四丈八尺。足三陰之脈。從足至胸。長六尺五寸。六六六三丈六尺。五六三尺。合三丈九尺。人兩足蹻脈從足至目長七尺五寸。二七一丈四尺。二五一尺。合一丈五尺。督脈任脈各長四尺五寸。二四八尺。二五一尺。合九尺。凡脈長一十六丈二尺。此所謂十二經脈長短之數也。

經脈十二。絡脈十五。何始何窮也。然。經脈者。行血氣。通陰陽。以榮於身者也。其始從中焦。注手太陰陽明。陽明注足陽明太陰。太陰注手少陰太陽。太陽注足太陽少陰。少陰注手心主少陽。少陽注足少陽厥陰。

手太陰交手陽明
手陽明交足陽明
足陽明交足太陰
足太陰交手少陰
手少陰交手太陽
手太陽交足太陽
足太陽交足少陰
足少陰交手厥陰
手厥陰交手少陽
手少陽交足少陽
足少陽交足厥陰
足厥陰交手太陰

厥陰復還注手太陰。別絡十五。皆因其原。如環無端。轉相灌溉。朝於寸口人迎。以處百病而決死生也。經曰。明知終始。陰陽定矣。何謂也。然。終始者。脈之紀也。寸口人迎陰陽之氣。通於朝使。如環無端。故曰始也。終者三陰三陽之脈絕。絕則死。死各有形。故曰終也。

二十四難曰。手足三陰三陽氣已絕。何以為候。可知其吉凶不。然。足少陰氣絕。則骨枯。少陰者冬脈也。伏行而溫於骨髓。故骨髓不溫。即肉不著骨。骨肉不相親。即肉濡而却。肉濡而却。故齒長而枯。髮無潤沢。無

手太陰肺　手少陰心　手厥陰心包絡
手太陽小腸　手陽明大腸　手少陽三焦
足太陽膀胱　足陽明胃　足少陽膽
足太陰脾　足少陰腎　足厥陰肝
手　足　肝

潤澤者骨先死。戊日篤。己日死。
足太陰氣絕。則脈不營其口唇。口唇者肌肉之本也。
脈不營則肌肉不滑澤。肌肉不滑澤則肉滿。肉滿則
唇反。唇反則肉先死。甲日篤。乙日死。
足少陰氣絕。即筋縮引卵與舌卷。厥陰者肝脈也。肝
者筋之合也。筋者聚於陰器而絡於舌本。故脈不營
則筋縮急。筋縮急即引卵與舌。故舌卷卵縮。此筋先
死。庚日篤。辛日死。
手太陰氣絕。即皮毛焦。太陰者肺也。行氣溫於皮毛

難經　中六

肺絶

者虚氣弗營則皮毛焦。皮毛焦則津液去。津液去則皮節傷。皮節傷則皮枯毛折。毛折者則毛先死。丙日篤。丁日死。

手少陰氣絶則脈不通。脈不通則血不流。血不流則色澤去。故面色黑如黧。此血先死。壬日篤。癸日死。

三陰氣俱絶者。則目眩轉目瞑。目瞑者為失志。失志者則志先死。死即目瞑也。

六陽氣俱絶者。則陰與陽相離。陰陽相離則腠理泄。絶汗乃出。大如貫珠。轉出不流。即氣先死。旦占夕死。

戊己——土
甲乙——木
庚辛——金
丙丁——火
壬癸——水

經｜直
絡｜横

夕占旦死。

二十五難曰。有十二經。五藏六府十一耳。其一經者。何等經也。然。一經者。手少陰與心主別脉也。心主與三焦為表裏。俱有名而無形。故言經有十二也。

二十六難曰。經有十二。絡有十五。餘三絡者。是何等絡也。然。有陽絡。有陰絡。有脾之大絡。陽絡者。陽蹻之絡也。陰絡者。陰蹻之絡也。故絡有十五焉。

二十七難曰。脉有奇經八脉者。不拘於十二經。何也。然。有陽維。有陰維。有陽蹻。有陰蹻。有衝。有督。有任。有

難經

帶之脉。凡此八脉者。皆不拘於經。故曰奇經八脉也。經有十二。絡有十五。凡二十七氣。相隨上下。何獨不拘於經也。然。聖人圖設溝渠。通利水道。以備不然。(脉經然作虞)天雨降下。溝渠溢滿。當此之時。霶霈妄作。聖人不能復圖也。此絡脉滿溢。諸經不能復拘也。

二十八難曰。其奇經八脉者。既不拘於十二經。皆何起何繼也。

然。督脉者。起於下極之俞。並於脊裏。上至風府。入屬於腦。

任脉者。起於中極之下。以上毛際。循風府。入屬於腦。
衝脉者。起於氣衝。並足陽明之經。夾臍上行。至胸中而散也。
帶脉者。起於季脇。迴身一周。
陽蹻脉者。起於跟中。循外踝上行。入風池。
陰蹻脉者。亦起於跟中。循内踝上行。至咽喉。交貫衝脉。
陽維陰維者。維絡于身。溢畜不能環流灌溉諸經者也。故陽維起於諸陽會也。陰維起於諸陰交也。

比于聖人圖設溝渠。溝渠滿溢。流于深湖。故聖人不能拘通也。人脉隆盛。入於八脉。而不環周。故十二經亦不能拘之。其受邪氣。畜則腫熱。砭射之。

二十九難。曰奇經之為病何如。然。陽維維于陽。陰維維于陰。陰陽不能自相維。則悵然失志。溶溶不能自收持。

陽維為病。苦寒熱。陰維為病。苦心痛。

陰蹻為病。陽緩而陰急。陽蹻為病。陰緩而陽急。

衝之為病。逆氣而裏急。

督之為病。脊強而厥。

任之為病。其內苦結。男子為七疝。女子為瘕聚。

帶之為病。腹滿。腰溶溶若坐水中。

此奇經八脈之為病也。

三十難曰。榮氣之行。常與衛氣相隨不。

然。經言人受氣於穀。穀入於胃。乃傳與五藏六府。五藏六府皆受於氣。其清者為營。濁者為衛。營行脈中。衛行脈外。營周不息。五十而復大會。陰陽相貫。如環之無端。故知榮衛相隨也。

難經

三十一難曰。三焦者何稟何生。何始何終。其治常在何許。可曉以不。然。三焦者水穀之道路。氣之所終始也。上焦者在心下。下膈。在胃上口。主內而不出。其治在膻中玉堂下一寸六分。直兩乳間陷者是。中焦者在胃中脘。不上不下。主腐熟水穀。其治在臍傍。下焦者當膀胱上口。主分別清濁。主出而不內。以傳道也。其治在臍下一寸。故名曰三焦。其府在氣街。(一本作衝)

三十二難曰。五藏俱等。而心肺獨在膈上者何也。然。心者血。肺者氣。血為榮。氣為衛。相隨上下。謂之榮衛。

通行經絡。營周於外。故令心肺在鬲上也。

三十三難曰。肝青象木。肺白象金。肝得水而沉。木得水而浮。肺得水而浮。金得水而沉。其意何也。然。肝者非為純木也。乙角也。庚之柔。大言陰與陽。小言夫與婦。釋其微陽。而吸其微陰之氣。其意樂金。又行陰道多。故令肝得水而沉也。肺者非為純金也。辛商也。丙之柔。大言陰與陽。小言夫與婦。釋其微陰。婚而就火。其意樂火。又行陽道多。故令肺得水而浮也。肺熟而復沉。肝熟而復浮者。何也。故知辛當歸庚。乙當歸甲也。

心 → 汗
肝 → 淚
腎 → 唾
肺 → 涕
脾 → 涎

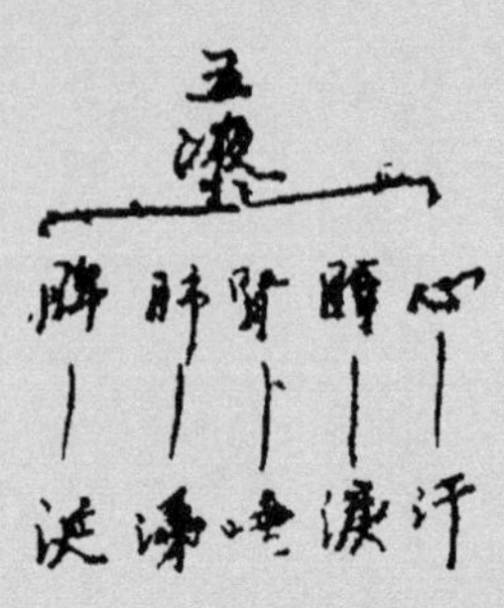

難經　二十

三十四難曰。五藏各有聲色臭味。皆可曉知以不。

然。十變言。

肝色青。其臭臊。其味酸。其聲呼。其液泣。心色赤。其臭焦。其味苦。其聲言。其液汗。脾色黄。其臭香。其味甘。其聲歌。其液涎。肺色白。其臭腥。其味辛。其聲哭。其液涕。腎色黑。其臭腐。其味鹹。其聲呻。其液唾。是五藏聲色臭味也。

五藏有七神。各何所藏耶。然。藏者人之神氣所舍藏也。故肝藏魂。肺藏魄。心藏神。脾藏意與知。腎藏精與

腑——陽
臟——陰

志也。

三十五難曰。五臟各有所。腑皆相近。而心肺獨去大腸小腸遠者。何也。然。經言心榮肺衛。通行陽氣。故居在上。大腸小腸。傳陰氣而下。故居在下。所以相去而遠也。

又諸府者皆陽也。清淨之處。今大腸小腸胃與膀胱皆受不淨。其意何也。

然。諸腑者謂是非也。經言小腸者受盛之府也。大腸者傳寫行道之府也。膽者清淨之府也。胃者水穀之府也。膀胱者津液之府也。一府猶無兩名故知非也。
小腸者心之府。大腸者肺之府。膽者肝之府。胃者脾
之府。膀胱者腎之府。
小腸謂赤腸大腸謂白腸。膽者謂青腸。胃者謂黃腸。
膀胱者謂黑腸。下焦之所始也。
三十六難曰。藏各有一耳。腎獨有兩者。何也。然。腎兩
者非皆腎也。其左者為腎。右者為命門。命門者諸神
精之所舍。原氣之所繫也。男子以藏迟。女子以繫胞。
故知腎有一也。

三十七難曰。五藏之氣。於何發起。通於何許。可曉以不。然。五藏者當上關於九竅也。故肺氣通於鼻。鼻和則知香臭矣。肝氣通於目。目和則知黑白矣。脾氣通於口。口和則知穀味矣。心氣通於舌。舌和則知五味矣。腎氣通於耳。耳和則知五音矣。

五藏不和。則九竅不通。六府不和。則留結為癰。

邪在六府則陽脈不和。陽脈不和則氣留之。氣留之則陽脈盛矣。邪在五藏則陰脈不和。陰脈不和則血留之。血留之則陰脈盛矣。陰氣大盛則陽氣不得相營也。故曰格。陽氣大盛則陰氣不得相營也。故曰關。陰陽俱盛不得相營也。故曰關格。關格者不得盡其命而死矣。

經言氣獨行於五臟。不營於六府者。何也。然。夫氣之所行也。如水之流。不得息也。故陰脈營於五臟。陽脈營於六府。如環無端。莫知其紀。終而復始。其不覆溢人氣內溫於臟府。外濡於腠理。

三十八難曰。臟唯有五。腑獨有六者。何也。然。所以腑有六者。謂三焦也。有原氣之別焉。主持諸氣。有名而無形。其經屬手少陽。此外府也。故言府有六焉。

三十九難曰。經言府有五。藏有六者。何也。然。府有六者。正有五府也。五藏亦有六藏者。謂腎有兩藏也。其左為腎。右為命門。命門者。精神之所舍也。男子以藏精。女子以繫胞。其氣與腎通。故言藏有六也。府有五者。何也。然。五藏各一府。三焦亦是一府。然不屬於五藏。故言府有五焉。

四十難曰。經言肝主色。心主臭。脾主味。肺主聲。腎主液。鼻者肺之候。而反知香臭。耳者腎之候。而反聞聲。

其意何也。然。肺者西方金也。金生於巳。巳者南方火。火者心。心主臭。故令鼻知香臭。腎者北方水也。水生於申。申者西方金。金者肺。肺主聲。故令耳聞聲。

四十一難曰。肝獨有兩葉。以何應也。然。肝者東方木也。木者春也。萬物始生。其尚幼小。意無所親。去太陰尚近。離太陽不遠。猶有兩心。故有兩葉。亦應木葉也。

四十二難曰。人腸胃長短。受水穀多少各幾何。然。胃大一尺五寸。徑五寸。長二尺六寸。橫屈受水穀三斗五升。其中常留穀二斗。水一斗五升。小腸大二寸半。

徑八分分之少半。長三丈二尺。受穀二斗四升。水六升三合合之大半。回腸大四寸。徑一寸半。長二丈一尺。受穀一斗。水七升半。廣腸大八寸。徑二寸半。長二尺八寸。受穀九升三合八分合之一。兩腸胃凡長五丈八尺四寸。合受水穀八斗七升六合八分合之一。此腸胃長短受水穀之數也。

肝重二斤四兩。左三葉。右四葉。凡七葉。主藏魂。心重十二兩。中有七孔三毛。盛精汁三合。主藏神。脾重二斤三兩。扁廣三寸。長五寸。有散膏半斤。主裹血。温五藏。主藏意。肺重三斤三兩。六葉兩耳凡八葉。主藏魄。腎有二枚。重一斤一兩。主藏志。膽在肝之短葉間。重三兩三銖。盛精汁三合。胃重二斤一兩。紆曲屈伸長二尺六寸。大一尺五寸。徑五寸。盛穀二斗水一斗五升。小腸重二斤十四兩。長三丈二尺。廣二寸半。徑八分分之少半。左回疊積十六曲。盛穀二斗四升。水六升三合合之大半。大腸重二斤十二兩。長二丈一尺。廣四寸。徑一寸。當臍右迴十六曲。盛穀一斗。水七升半。膀胱重九兩二銖。縱廣九寸。盛溺九升九合。口廣

二寸半。唇至齒長九分。齒以後至會厭深三寸半。大
容五合。舌重十兩長七寸。廣二寸半。咽門重十二兩。
廣二寸半。至胃長一尺六寸。喉嚨重十二兩。廣二寸。
長一尺二寸九節。肛門重十二兩。大八寸。徑二寸大
半。長二尺八寸。受穀九升三合八分合之一。

四十三難曰。人不食飲七日而死者何也。然。人胃中
常有留穀二斗水一斗五升。故平人日再至圊一行
二升半日中五升。七日五七三斗五升。而水穀盡即
死矣。故平人不食飲七日而死者。水穀津液俱盡即

死矣。

四十四難曰：七衝門何在。

然：脣為飛門。

齒為户門。

會厭為吸門。

胃為賁門。

太倉下口為幽門。

大腸小腸會為闌門。

下極為魄門，故曰七衝門也。

衝門也

四十五難曰。經言八會者。何也。然。府會太倉。藏會季脇。筋會陽陵泉。髓會絕骨。血會鬲俞。骨會大杼。脉會太淵。氣會三焦外一筋直兩乳內也。熱病在內者。取其會之氣穴也。

四十六難曰。老人卧而不寐。少壯寐而不寤者。何也。然。經言少壯者。血氣盛。肌肉滑。氣道通。榮衛之行不失於常。故晝日精。夜不寤也。老人血氣衰。肌肉不滑。榮衛之道濇。故晝日不能精。夜不得寐也。故知老人不得寐也。

難經

四十七難曰。人面獨能耐寒者。何也。然。人頭者諸陽之會也。諸陰脉皆至頸胸中而還。獨諸陽脉皆上至頭耳。故令面耐寒也。

四十八難曰。人有三虛三實。何謂也。然。有脉之虛實。有病之虛實。有診之虛實也。脉之虛實者。濡者為虛。緊牢者為實。病之虛實者。出者為虛。入者為實。言者為虛。不言者為實。緩者為虛。急者為實。診之虛實者。濡者為虛。牢者為實。癢者為虛。痛者為實。外痛內快為外實內虛。內痛外快。為內實外虛。故曰虛實也。

四十九難曰。有正經自病。有五邪所傷。何以別之。然。

憂愁思慮則傷心。形寒飲冷則傷肺。恚怒氣逆上而不下則傷肝。飲食勞倦則傷脾。久坐濕地、強力入水則傷腎。是正經之自病也。

何謂五邪。然。有中風。有傷暑。有飲食勞倦。有傷寒。有中濕。此之謂五邪。

假令心病。何以知中風得之。然。其色當赤。何以言之。肝主色。自入為青。入心為赤。入脾為黃。入肺為白。入腎為黑。肝為心邪。故當知赤色。其病身熱。脇下滿痛。

[illegible]

其脈浮大而強。

何以知傷暑得之。然。當惡臭。何以言之。心主臭。自入為焦臭。入脾為香臭。入肝為臊臭。入腎為腐臭。入肺為腥臭。故知心病傷暑得之。當惡臭。其病身熱而煩心痛。其脈浮大而散。

何以知飲食勞倦得之。然。當喜苦味也。虛為不欲食。實為欲食。何以言之。脾主味。入肝為酸。入心為苦。入肺為辛。入腎為鹹。自入為甘。故知脾邪入心。為喜苦味也。其病身熱而體重嗜臥。四肢不收。其脈浮大而緩。

何以知傷寒得之。然當譫言妄語。何以言之。肺主聲。入肝爲呼。入心爲言。入脾爲歌。入腎爲呻。自入爲哭。故知肺邪入心。爲譫言妄語也。其病身熱洒洒惡寒。甚則喘咳。其脈浮大而濇。

何以知中濕得之。然當喜汗出不可止。何以言之。腎主濕。入肝爲泣。入心爲汗。入脾爲涎。入肺爲涕。自入爲唾。故知腎邪入心。爲汗出不可止也。其病身熱而小腹痛。足脛寒而逆。其脈沉濡而大。此五邪之法也。

五十難曰。病有虛邪。有實邪。有賊邪。有微邪。有正邪。

何以别之。然。從後來者為虛邪。從前來者為實邪。從所不勝來者為賊邪。從所勝來者為微邪。自病者為正邪。

何以言之。假令心病。中風得之為虛邪。傷暑得之為正邪。飲食勞倦得之為實邪。傷寒得之為微邪。中濕得之為賊邪。

五十一難曰。病有欲得溫者。有欲得寒者。有欲得見人者。有不欲得見人者。而各不同。病在何藏府也。然。病欲得寒。而欲見人者。病在府也。病欲得溫。而不欲見人者。病在藏也。何以言之。府者陽也。陽病欲得寒。又欲見人。藏者陰也。陰病欲得溫。又欲閉戶獨處。惡聞人聲。故以別知藏府之病也。

五十二難曰。府藏發病。根本等不。然。不等也。何然。藏病者。止而不移。其病不離其處。府病者。彷彿賁嚮。上下行流。居處無常。故以此知藏府根本不同也。

五十三難曰。經言七傳者死。間藏者生。何謂也。然。七傳者。傳其所勝也。間藏者。傳其子也。何以言之。假令心病傳肺。肺傳肝。肝傳脾。脾傳腎。腎傳心。一藏不再傷。故言七傳者死也。

假令心病傳脾。脾傳肺。肺傳腎。腎傳肝。肝傳心。是子母相傳。竟而復始。如環無端。故曰生也。

五十四難曰。藏病難治。府病易治。何謂也。然。藏病所以難治者。傳其所勝也。府病易治者。傳其子也。與七傳間藏同法也。

五十五難曰。病有積有聚。何以別之。然。積者陰氣也。聚者陽氣也。故陰沉而伏。陽浮而動。氣之所積名曰積。氣之所聚名曰聚。故積者五藏所生。聚者六府所

大如臂　如覆杯　肝積名肥氣　心積名伏梁　脾積名痞氣　肺積名息賁　腎積名賁豚　若賁豚　大如杯　大如盤

疝也。積者陰氣也，其始發有常處。其痛不離其部，上下有所終始。左右有所窮處。聚者陽氣也。其始發無根本，上下無所留止，其痛無常處，謂之聚。故以是別知積聚也。

五十六難曰：五藏之積，各有名乎？以何月何日得之？

然：肝之積名曰肥氣，在左脇下，如覆杯，有頭足，久不愈。令人發咳逆，瘖瘧，連歲不已，以季夏戊己日得之。何以言之？肺病傳於肝，肝當傳脾，脾季夏適王，王者不受邪，肝復欲還肺，肺不肯受，故留結為積。故知肥

難經　三十

五積：

心	積	名伏梁	大如臂
肝	〃	〃肥氣	如覆杯
腎	〃	〃賁豚	若豚狀
肺	〃	〃息賁	大如杯
脾	〃	〃痞氣	大如盤

肺主呼吸，名曰氣息，故曰息奔。

賁豚是引肝經〃素

氣以季夏戊己日得之。

心之積名曰伏梁。起臍上大如臂。上至心下。久不愈。令人病煩心。以秋庚辛日得之。何以言之。腎病傳心。心當傳肺。肺以秋適王。王者不受邪。心欲復還腎。腎不肯受。故留結為積。故知伏梁以秋庚辛日得之。

脾之積名曰痞氣。在胃脘。覆大如盤。久不愈。令人四肢不收。發黃疸。飲食不為肌膚。以冬壬癸日得之。何以言之。肝病傳脾。脾當傳腎。腎以冬適王。王者不受邪。脾復欲還肝。肝不肯受。故留結為積。故知痞氣以冬壬癸日得之。

肺之積。名曰息賁。在右脇下。覆大如杯。久不已。令人洒淅寒熱。喘咳發肺壅。以春甲乙日得之。何以言之。心病傳肺。肺當傳肝。肝以春適王。王者不受邪。肺復欲還心。心不肯受。故留結為積。故知息賁以春甲乙日得之。

腎之積。名曰賁豚。發於少腹。上至心下。若豚狀。或上或下無時。久不已。令人喘逆。骨痿少氣。以夏丙丁日得之。何以言之。脾病傳腎。腎當傳心。心以夏適王。王

難經　三十一

飧泄即是飲食未消化
溏當叫俗名泄利
少腹是在腹之兩邊
小腹是在臍下

者不受邪。腎復欲還脾。脾不肯受。故留結爲積。故知賁豚以夏丙丁日得之。此五積之要法也。

五十七難曰。泄凡有幾。皆有名不。然。泄凡有五。其名不同。有胃泄。有脾泄。有大腸泄。有小腸泄。有大瘕泄。名曰後重。

胃泄者。飲食不化。色黃。

脾泄者。腹脹滿泄注。食即嘔吐逆。

大腸泄者。食已窘迫。大便色白。腸鳴切痛。

小腸泄者。溲而便膿血。少腹痛。

上寸之脈為陽脈
下尺之脈為陰脈

大瘕泄者。裏急後重。數至圊而不能便。莖中痛。此五泄之要法也。

五十八難曰。傷寒有幾。其脈有變不。然。傷寒有五。有中風。有傷寒。有濕溫。有熱病。有溫病。其所苦各不同。中風之脉。陽浮而滑。陰濡而弱。濕溫之脉。陽浮而弱。陰小而急。傷寒之脉。陰陽俱盛而緊濇。熱病之脉。陰陽俱浮。浮之而滑。沉之散濇。溫病之脉。行在諸經。不知何經之動也。各隨其經所在而取之。

傷寒有汗出而愈。下之而死者。有汗出而死。下之而愈者。何也。然。陽虛陰盛。汗出而愈。下之而死。陽盛陰虛。汗出而死。下之而愈。

寒熱之病。候之如何也。然。皮寒熱者。皮不可近席。毛髮焦。鼻槁。不得汗。肌寒熱者。皮膚痛。唇舌槁。無汗。骨寒熱者。病無所安。汗注不休。齒本槁痛。

五十九難曰。狂癲之病。何以別之。然。狂疾之始發。少卧而不飢。自高賢也。自辨智也。自倨貴也。妄好笑歌樂。妄行不休是也。癲疾始發。意不樂。僵仆直視。其脈三部陰陽俱盛是也。

候一七採

1. 皮毛
2. 肌肉
3. 裏 五藏 六府

五音 聲笑哭歌

六十難曰：頭心病之有厥痛，有真痛，何謂也？然：手三陽之脉受風寒，伏留而不去者，則名厥頭痛；入連在腦者，名真頭痛。其五藏氣相干，爲厥心痛；其痛甚，但在心，手足青者，即名真心痛。其真心痛者，旦發夕死，夕發旦死。

六十一難曰：經言望而知之謂之神，聞而知之謂之聖，問而知之謂之工，切脉而知之謂之巧，何謂也？然：望而知之者，望見其五色，以知其病。聞而知之者，聞其五音，以別其病。

口舌咽喉鼻為腸病之樞綱

五臟（井滎俞經合）
六腑（井滎俞原經合）

井經（腑）
井木（臟）

問而知之者。問其所欲五味。以知其病所起所在也。切脈而知之者。診其寸口。視其虛實。以知其病。病在何藏府也。經言以外知之曰聖。以內知之曰神。此之謂也。

六十二難曰。臟井滎有五。府獨有六者。何謂也。然。府者陽也。三焦行於諸陽。故置一俞。名曰原。府有六者。亦與三焦共一氣也。

六十三難曰。十變言五藏六府營合。皆以井為始者。何也。然。井者東方春也。萬物之始生。諸蚑行喘息蜎飛蠕動。當生之物。莫不以春生。故歲數始於春。日數始於甲。故以井為始也。

六十四難曰。十變又言陰井木。陽井金。陰滎火。陽滎水。陰俞土。陽俞木。陰經金。陽經火。陰合水。陽合土。陰陽皆不同。其意何也。然。是剛柔之事也。陰井乙木。陽井庚金。陽井庚。庚者乙之剛也。陰井乙。乙者庚之柔也。乙為木。故言陰井木也。庚為金。故言陽井金也。餘皆倣此。

六十五難曰。經言所出為井。所入為合。其法奈何。然。

第二下乙考起

蒸錯　　二一四

所出為井。井者東方春也。萬物之始生，故言所出為井也。所入為合。合者北方冬也。陽氣入藏，故言所入為合也。

六十六難曰：經言肺之原出於大淵，心之原出于大陵，肝之原出于大衝，脾之原出于大白，腎之原出於太谿，少陰之原出于兌骨（神門穴也），膽之原出于丘墟，胃之原出于衝陽，三焦之原出于陽池，膀胱之原出于京骨，大腸之原出于合谷，小腸之原出于腕骨。十二經皆以俞為原者，何也？然：五藏俞者，三焦之所行。氣之所留止也。三焦所行之俞為原者。何也。然。齊下腎間動氣者。人之生命也。十二經之根本也。故名曰原。三焦者原氣之別使也。主通行三氣。經歷於五藏六府。原者三焦之尊號也。故所止輒為原。五藏六府之有病者。皆取其原也。

六十七難曰。五藏募皆在陰。而俞在陽者。何謂也。然。陰病行陽。陽病行陰。故令募在陰。俞在陽。

六十八難曰。五藏六府皆有井滎俞經合。皆何所主。然。經言所出為井。所流為滎。所注為俞。所行為經。所入為合。井主心下滿。滎主身熱。俞主體重節痛。經主喘咳寒熱。合主逆氣而泄。此五藏六府井滎俞經合所主病也。

	井	滎	俞	經	合
陽	金	水	木	火	土
陰	木	火	土	金	水

六十九難曰。經言虛者補之。實者瀉之。不虛不實以經取之。何謂也。然。虛者補其母。實者瀉其子。當先補之。然後瀉之。不虛不實。以經取之者。是正經自生病。不中他邪也。當自取其經。故言以經取之。

七十難曰。春夏刺淺。秋冬刺深者。何謂也。然。春夏者陽氣在上。人氣亦在上。故當淺取之。秋冬者陽氣在下。人氣亦在下。故當深取之。

春夏各致一陰。秋冬各致一陽者。何謂也。然。春夏溫。必致一陰者。初下針沉之至腎肝之部。得氣引持之陰也。秋冬寒。必致一陽者。初內針淺而浮之至心肺之部。得氣推內之陽也。是謂春夏必致一陰。秋冬必致一陽。

七十一難曰。經言刺榮無傷衛。刺衛無傷榮。何謂也。然。針陽者。臥針而刺之。刺陰者。先將左手攝按所針榮俞之處。氣散乃內針。是謂刺榮無傷衛。刺衛無傷榮也。

七十二難曰。經言能知迎隨之氣。可令調之。調氣之方。必在陰陽。何謂也。然。所謂迎隨者。知榮衛之流行。經脈之往來也。隨之逆順而取之。故曰迎隨。調氣之方。必在陰陽者。知其內外表裏。隨其陰陽而調之。故曰調氣之方。必在陰陽。

七十三難曰。諸井者。肌肉淺薄。氣少不足使也。刺之奈何。然。諸井者木也。滎者火也。火者木之子。當刺井者。以滎瀉之。故經言。補者不可以為瀉。瀉者不可以為補。此之謂也。

七十四難曰。經言春刺井。夏刺滎。季夏刺俞。秋刺經。冬刺合者。何謂也。然。春刺井者。邪在肝。夏刺滎者。邪在心。季夏刺俞者。邪在脾。秋刺經者。邪在肺。冬刺合者。邪在腎。

其肝心脾肺腎。而繫於春夏秋冬者何也。然。五藏一病。輒有五也。假令肝病。色青者肝也。臊臭者肝也。喜酸者肝也。喜呼者肝也。喜泣者肝也。其病眾多。不可盡言也。四時有數。而並繫於春夏秋冬者也。針之要

難經

妙。在於秋毫者也。

七十五難曰。經言東方實。西方虛。瀉南方。補北方。何謂也。然。金木水火土。當更相平。東方木也。西方金也。木欲實。金當平之。火欲實。水當平之。土欲實。木當平之。金欲實。火當平之。水欲實。土當平之。東方肝也。則知肝實。西方肺也。則知肺虛。瀉南方火。補北方水。南方火。火者木之子也。北方水。水者木之母也。水勝火。子能令母實。母能令子虛。故瀉火補水。欲令金不得平木也。經曰。不能治其虛。何問其餘。此之謂也。

七十六難曰。何謂補瀉。當補之時。何所取氣。當瀉之時。何所置氣。然。當補之時。從衛取氣。當瀉之時。從榮置氣。其陽氣不足。陰氣有餘。當先補其陽。而後瀉其陰。陰氣不足。陽氣有餘。當先補其陰。而後瀉其陽。榮衛通行。此其要也。

七十七難曰。經言上工治未病。中工治已病者。何謂也。然。所謂治未病者。見肝之病。則知肝當傳之與脾。故先實其脾氣。無令得受肝之邪。故曰治未病焉。中工治已病者。見肝之病。不曉相傳。但一心治肝。故曰治已病。

七十八難曰。鍼有補瀉。何謂也。然。補瀉之法。非必呼吸出內針也。知為針者。信其左。不知為針者。信其右。當刺之時。先以左手厭按所針滎俞之處。彈而努之。爪而下之。其氣之來。如動脈之狀。順針而刺之。得氣因推而納之。是謂補。動而伸之。是謂瀉。不得氣。乃與男外女內。不得氣。是謂十死。不治也。

七十九難曰。經言迎而奪之。安得無虛。隨而濟之。安得無實。虛之與實。若得若失。實之與虛。若有若無。何謂也。

然。迎而奪之者。瀉其子也。隨而補之者。補其母也。假令心病瀉手心主俞。是謂迎而奪之者也。補手心主井。是隨而濟之者也。

所謂實之與虛者。牢濡之意也。氣來實牢者為得。濡虛者為失。故曰若得若失也。

八十難曰。經言有見如入。有見如出者。何謂也。然。謂有見如入者。謂左手見氣來至乃內針。針入見氣盡乃出針。是謂有見如入。有見如出也。

難經　三十九

八十一難曰。經言無實實虛虛損不足而益有餘。是寸口脈耶。將病自有虛實耶。其損益奈何。然。是病非謂寸口脈也。謂病自有虛實也。假令肝實而肺虛。肝者木也。肺者金也。金木當更相平。當知金平木。假令肺實而肝虛。微少氣。用針不補其肝而反重實其肺。故曰實實虛虛。損不足而益有餘也。此者中工之所害也。

完

莆田國医專科学校講義

傷寒

（一冊）

民國三十四年五月重訂

《伤寒》引言

《伤寒》为莆田国医专科学校教材之一，林韬安编，分为上下两册。上册摘录了清代柯琴《伤寒来苏集》的“伤寒论注”。下册书前有林韬安撰绪言一篇，阐述了《伤寒论》的重要性及历代医家的继承发展。原稿第 2 ～ 3 页为目录，由目录可见《伤寒》下册内容有正伤寒治法十六种、类伤寒四症、新增类伤寒四症、伤寒诸症、伤寒治例、伤寒六经标本、伤寒诸方。原稿第 70 页附书后跋，为林氏学习伤寒及临床治疗伤寒的体会。原稿第 72 ～ 88 页附统释太阳病、合病并病解、仲景六经释义论、统释阳明病。文末林氏写到统释伤寒三阳三阴是其“平素熟读各家伤寒，得其一贯精髓而作。学者能于此中细心揣摩，则仲景全部伤寒论原文，一旦豁然贯通焉”。从全书编排来看，上册为伤寒经典著作原文，下册则为编者之发挥，可见其讲学授课思路。

傷寒論原文

林韜安編

傷寒總論

病有發熱惡寒者。發於陽也。無熱惡寒者。發於陰也。發於陽者七日愈。發於陰者六日愈。以陽數七。陰數六故也。

問曰。凡病欲知何時得何時愈。答曰。假令夜半得病者。明日日中愈。日中得病者。夜半愈。何以言之。日中得病。夜半愈者。以陽得陰則解。夜半得病。明日日中愈者。以陰得陽則解也。

問曰。脈有陰陽。何謂也。答曰。凡脈浮大滑動數。此名陽也。脈沉弱濇弦微遲。此名陰也。

寸口脈浮為在表。沉為在裏。數為在腑。遲為在臟。

凡陰病見陽脈者生。陽病見陰脈者死。

寸脉下不至關為陽絕。尺脈上不至關為陰絕。此皆不治決死也。

若計餘命生死之期。期以月節尅之也。

問曰脈欲知病愈未愈者。何以別之。曰寸口關上尺中三處大小浮沉遲數同等。雖有寒熱不解者。此脈陰陽為和平。雖劇當愈。

傷寒一日太陽受之。脈若靜者為不傳。頗欲吐。若躁煩脈數急者。為傳也。

傷寒二三日。陽明少陽証不見者。為不傳也

傷寒三日三陽為盡。三陰當受邪。其人反能食而不嘔。此為三陰不受邪也。

傷寒六七日無大熱。其人躁煩者。此為陽去入陰故也。

太陽病頭痛至七日以上自愈者。以行其經盡故也。若欲再作經者。鍼足陽明。使經不傳則愈。

風家表解而不了了者。十二日愈。

右論傷寒診病大略

太陽脈證

太陽之為病。脈浮。頭項強痛而惡寒。

太陽病。發熱。汗出。惡風。脈緩者。名為中風。

太陽病或已發熱。或未發熱。必惡寒。體痛。嘔逆。脈陰陽俱緊者。名曰傷寒。

太陽病發熱而渴。不惡寒者。為溫病。

發汗已。身灼熱者。名曰風溫。

太陽病。關節疼痛而煩。脈沉而細者。此名濕痹。

太陽病欲解時。從巳至未上。

欲自解者。必當先煩。乃有汗而解。何以知之。故知汗出解也。

太陽病未解。脈陰陽俱停。必先振慄。汗出而解。但陽脈微者。先汗出而解。但陰脈微者。下之而解。若欲下之。宜調胃承氣湯。

太陽病。下之而不愈。因復發汗。此表裏俱虛。其人因致冒。冒家汗出自愈。所以然者。汗出表和故也。得裏未和。然後復下之。

問曰。病有戰而汗出。因得解者。何也。答曰。脈浮而緊。按之反芤。此為本虛。故當戰而汗出也。其人本虛。是以發戰。以脈浮。故當汗出而解。若脈浮而數。按之不芤。此人本不虛。若欲自解。但汗出耳。不發戰也。

問曰。病有不戰不汗出而解者。何也。答曰。其脈自微。此以曾經發汗。若吐。若下。若亡血。以內無津液。此陰陽自和。必自愈。故不戰不汗出而解也。

問曰。傷寒三日。脈浮數而微。病人身涼和者何也。答曰。此為欲解也。解以夜半。脈浮而解者。濈然汗出也。脉數而解者。必能食也。脉微而解也。必不汗出也。

右論太陽脉症大畧。

桂枝湯証上

太陽病。頭痛。發熱。汗出。惡風者。桂枝湯主之。

太陽病。外証未解。脈浮弱者。當以汗解。宜桂枝湯。

太陽中風。陽浮而陰弱。陽浮者熱自發。陰弱者汗自出。嗇嗇惡寒。

淅淅惡風。翕翕惡熱。鼻鳴乾嘔者。桂枝湯主之。

太陽病。初服桂枝湯。反煩不解者。先刺風池風府。却與桂枝湯則愈。

太陽病發熱汗出者。此為營弱衛強。故使汗出。欲救邪風者。宜桂枝湯主之。

形作傷寒。其脉不弦緊而弱。弱者必渴。被火者必譫語。弱者發熱。脉浮。解之當汗出而愈。

傷寒發汗解半日許復煩。脉浮數者。可更發汗。宜桂枝湯

病人藏無他病。時發熱自汗出而不愈者。此衛氣不和也。先其時發汗則愈。宜桂枝湯主之。

病當自汗出者。此為營氣和。營氣和者。外不諧以衛氣不共營氣和諧故耳。營行脈中。衛行脈外。復發其汗。營衛和則愈。宜桂枝湯。

太陽病外症未解。不可下也。下之為逆。欲解外者。宜桂枝湯。

太陽病先發汗不解。而復下之。脈浮者不愈。浮為在外。當須解外則愈。宜桂枝湯。

太陽病下之。其氣上衝者。可與桂枝湯。用前法。若不上衝者。不得與之。

傷寒醫下之。續得下利清穀不止。身疼痛者。急當救裏。後清便自調。身體痛者。急當救表。救裡宜四逆湯。救表宜桂枝湯。

下利腹脹滿。身體疼痛者。先溫其裏。乃攻其表。溫裏宜四逆湯。攻表宜桂枝湯。

吐利止而身痛不休者。當消息和解其外。宜桂枝湯小和之。

傷寒大下後。復發汗。心下痞。惡寒者。表未解也。不可攻痞。當先解表。表解乃可攻痞。解表宜桂枝湯。攻痞宜大黃黃連瀉心湯。

傷寒不大便六七日。頭痛有熱者。與承氣湯。其大便圊者。知不在裏。仍在表也。當須發汗。若頭痛者必衄。宜桂枝湯。

太陽病得之八九日。如瘧狀。發熱惡寒。熱多寒少。其人不嘔。圊便欲自可。一日二三度發。脈微緩者。為欲愈也。脈微而惡寒者。此陰陽俱虛。不可更發汗。更吐。更下也。面色反有熱色者。未欲解也。以其不得小汗出。身必痒。宜桂枝麻黄合半湯。

太陽病。發熱惡寒。熱多寒少。脈微弱者。此無陽也。不可發汗。宜桂枝二越婢一湯。

傷寒六七日。發熱惡微寒。肢節煩疼。微嘔。心下支結。外症未去者。柴胡桂枝湯主之。

桂枝湯

桂枝二兩去粗皮　芍藥二兩　甘草二兩炙　生姜二兩　大棗十二枚

右以水七升。微火煮取三升。去滓。適寒溫。服一升。服已須臾啜稀熱粥一升。以助藥力。

溫覆令一時許。遍身漐漐。微似有汗者益佳。不可令如水流漓。病必不除。若一服汗出病差。停後服。不必盡劑。

若不汗。更服依前法。又不汗。後服小促其間。半日許。令三服盡。

若病重者。一日一夜服。周時觀之。服一劑盡。病症猶在者。更作服。

若汗不出。乃服至二三劑。

禁生冷。粘滑。肉麵。五辛。酒酪。臭惡等物。

桂枝本為解肌。若其人脈浮緊。發熱汗不出者。不可與也。當須識此。勿令誤也。

酒客病不可與桂枝湯。得湯則嘔。以酒客不喜甘故也。

凡服桂枝湯吐者。其後必吐膿血也。

右論桂枝湯十六條。憑脈辨症。詳且悉矣。方後更制複方大詳服法。示人以當用。詳藥禁方。示人以不當用。仲景苦心如此。讀者須知其因脈症而立方。不特為傷寒中風設。亦不拘于一經。故有桂枝症柴胡症等語。

桂枝湯證下

太陽病三日。已發汗。若吐。若下。若溫針。仍不解者。此為壞病。桂枝不中與也。觀其脈症。知犯何逆。隨症治之。

服桂枝湯。大汗出。脈洪大者。與桂枝湯如前法。若形如瘧。日再發者。汗出必解。宜桂枝二麻黄一湯。

太陽病發汗。遂漏不止。其人惡風。小便難。四肢微急。難以屈伸者。桂枝加附子湯主之。

發汗後。身疼痛。脈沉遲者。桂枝去芍藥生姜新加人參湯主之。

發汗病不解。反惡寒者。虛故也。芍藥甘草附子湯主之。

發汗過多。其人叉手自冒心。心下悸。欲得按者。桂枝甘草湯主之。

發汗後。其人臍下悸。欲作奔豚。茯苓桂枝甘草大棗湯主之。

服桂枝湯。或下之。仍頭項強痛。翕翕發熱。無汗。心下滿微痛。小便

不利者。桂枝湯去桂加茯苓白朮湯主之。小便利則愈。奔豚氣上衝胸腹

阻住水寒 甘草 川芎 當歸 半夏 黄芩

此湯主之 生葛 芍藥 生姜 甘李根皮

太陽病。二三日不得臥。但欲起。心下必結。脈微弱者。此本有寒分也。反下之。若利止。必作結胸。未止者。四日復下之。此作協熱利。

太陽病。外症未除而數下之。遂協熱而利。利下不止。心下痞硬。表裡不解者。桂枝人參湯主之。

太陽病。桂枝症。醫反下之。利遂不止。脈促者。表未解也。喘而汗出者。葛根黄連黄芩湯主之。

太陽病下之後。脈促胸滿者。桂枝去芍藥湯主之。若微惡寒者。去

芍藥。方中加附子湯主之。

太陽病。下之微喘者。表未解故也。桂枝加厚朴杏仁湯主之。喘家作桂枝湯加厚朴杏仁佳。

本太陽病。醫反下之。因而腹滿時痛者。屬太陰也。桂枝加芍藥湯主之。大實痛者。桂枝加大黃湯主之。

傷寒若吐若下後。心下逆滿。氣衝胸起則頭眩。脈沉緊。發汗則動經。身爲振振搖者。茯苓桂枝白朮甘草湯主之。

燒針令其汗。針處被寒。核起而赤者。必發奔豚。氣從小腹上衝心者。灸其核上各一壯。與桂枝加桂湯

傷寒 八

傷寒脈浮。醫以火迫刦之。亡陽必驚狂。起卧不安者。桂枝去芍藥加蜀漆龍骨牡蠣救逆湯主之。

火逆下之。因燒針煩躁者。桂枝甘草龍骨牡蠣湯主之。

右論桂枝壞病十八條。凡壞病不屬桂枝者見各証中。

桂枝症附方

桂枝二麻黄一湯

本桂枝湯二分。麻黄湯一分。合為二升分再服。後人合為一方

失仲景異道同歸之活法。

白虎加人參湯

石膏一斤碎 甘草二兩炙 粳米六兩 人參三兩

以水一斗。煮米熟湯成去滓溫服一升。日三服。

桂枝加附子湯

本方加附子一枚。炮去皮。破八片煎服。不須啜粥

桂枝去芍藥生姜新加人參湯

本方去芍藥生姜加人參三兩。

芍藥甘草附子湯

芍藥 甘草炙各二兩 附子一枚炮去皮破八片

水五升。煮一升五合分溫三服。

桂枝甘草湯

桂枝四兩去皮　甘草二兩炙

水二升。煮一升。頓服。

茯苓桂枝甘草大棗湯

茯苓半斤　桂枝四兩去皮　甘草二兩　大棗十二枚

以甘瀾水一斗。先煮茯苓。減二升。內諸藥煮三升。溫服一升。日三服。

甘瀾水〻煮以水一盃打之百回

桂枝去桂加茯苓白朮湯

芍藥　生姜　白朮　茯苓各三兩　甘草炙二兩　大棗十二枚

九

水八升，煮三升，温服一升。

桂枝人參湯

桂枝四兩 人參四兩 甘草四兩炙 白朮三兩 乾姜五兩

水九升，先煮四味，取五升，內桂，煮三升，温服，日再服，夜一服。

葛根黃連黃芩湯

葛根半斤 黃連三兩 黃芩三兩 甘草炙二兩

水升八，先煮葛根，減二升，內諸藥，煮取二升，分温二服。

桂枝去芍藥加附子湯

桂枝四兩 生姜三兩 甘草二兩 大棗十二枚 附子三枚

水六升，煮二升，分温三服。

桂枝加厚朴杏仁汤

本方加厚朴二两，去皮 杏仁五十枚

水七升，微火煮三升，温服一升，覆取微似汗。

桂枝加芍药汤

本方加芍药三两

桂枝加大黄汤

本方加大黄二两 芍药三两

按论中无芍药，疑误。

茯苓桂枝白朮甘草湯

茯苓四兩 桂枝三兩 白朮 甘草炙各二兩

水六升。煮三升。分溫三服。

桂枝加桂湯

本方加桂枝二兩。

桂枝去芍藥加蜀漆龍骨牡蠣救逆湯

桂枝 蜀漆 生姜各三兩 甘草二兩 大棗十二枚 龍骨四兩 牡蠣五兩

水一斗二升。煮蜀漆減二升。內諸藥煮取三升。溫服一升。

桂枝甘草龍骨牡蠣湯

桂枝一两甘草炙　龍骨　牡蠣熬各二兩

水五升。煮二升半。温服八合。

右方共一十八首

傷寒脉浮。自汗出。小便數。心煩。微惡寒。脚攣急。反與桂枝湯欲攻其表。此誤也。得之便厥。咽中乾。煩躁吐逆者。作甘草乾姜湯與之。以復其陽。若厥愈足温者。更作芍藥甘草湯與之。其脚即伸。若胃氣不和譫語者。少與調胃承氣湯。

甘草乾薑湯

炙草四兩　乾姜二兩　水三升。煮一升五合。分温再服。

芍藥甘草湯

芍藥四兩 炙草四兩 法如前

右論疑似桂症

麻黃湯證上

太陽病。頭痛。發熱。身疼。腰痛。骨節疼痛。惡風。無汗而喘者。麻黃湯主之。

脈浮者。病在表。可發汗。麻黃湯。脈浮而數者。可發汗。宜麻黃湯。

脈浮而數。浮為風。數為虛。風為熱。虛為寒。風虛相搏。則灑淅惡寒也。

諸脈浮數。當發熱。而灑淅惡寒。若有痛處。飲食如常者。畜積有膿也。

瘡家身雖疼。不可發汗。汗出則痙。

脈浮數者。法當汗出而愈。若身重心悸者不可發汗。當自汗出乃解。所以然者。尺中脈微。此裏虛。須表裏實。津液自和。便汗出愈。

寸口脉浮而緊。浮則為風。緊則為寒。風則傷衛。寒則傷營。營衛俱病。骨肉煩疼。當發其汗也。

太陽病脈浮緊。無汗。發熱。身疼痛。八九日不解。表症仍在。此當發其汗。麻黃湯主之。服藥已微除。其人發煩目瞑。劇者必衄。衄乃解。所以然者。陽氣重故也。

傷寒脈浮緊者。麻黃湯主之。不發汗因致衄。

太陽病。脈浮緊發熱。身無汗。自衄者愈。

衄家不發汗。汗出必額上脈緊急。直視。不能眴。不得眠。

脈浮緊者。法當身疼痛。宜以汗解之。假令尺中遲者。不可發汗。以營氣不足。血少故也。

太陽與陽明合病。喘而胸滿者。不可下。麻黃湯主之。

陽明病。脈浮無汗而喘者。發汗則愈。宜麻黃湯

右論麻黃湯脈症

太陽病。十日已去。脈浮細而嗜臥者。外已解也。設胸滿脇痛者。與小柴胡湯。脈但浮者。與麻黃湯

右論麻黃湯柴胡湯相關脉症

麻黃湯

麻黃二兩去節　桂枝二兩　甘草炙一兩　杏仁七十個去尖

水九升。先煮麻黃減一升。去沫。内諸藥。煮二升半。溫服八合。覆取微似汗。不須啜粥。餘如桂枝法。

一服汗者停後服。汗多亡陽。遂虛。惡風煩躁不得眠也。汗多者溫粉撲之。

粉參牡蛎
龍骨三粉

麻黃湯證下

太陽病。得之八九日。如瘧狀。發熱惡寒。熱多寒少。其人不嘔。圊便欲自可。一日二三度發。脉微緩者。爲欲愈也。脉微而惡寒者。此陰陽俱虛。不可更發汗更下更吐也。面色反有熱色者。未欲解也。以其不得小汗出。身必痒。宜桂枝麻黄合半湯。

麻黄桂枝合半湯

桂枝湯三合。麻黄湯三合。併爲六合頓服。

太陽病。發熱惡寒。熱多寒少。脉微弱者。此無陽也。不可發汗。宜桂枝二越婢一湯。

右論麻黄桂枝合半湯脉症。

麻黄湯變症。汗後虛症。

未病脉時。病人叉手自冒心。師因試令咳而不欬者。此必兩耳聾無聞也。所以然者。以重發汗。虛故如此。

病人脈數。數為熱。當消穀引食。而反吐者。此以發汗。令陽氣微。膈氣虛。脈乃數也。數為客。自不能消穀。以胃中虛冷。故吐也。

病人有寒。復發汗。胃中冷。必吐蚘。

發汗後。腹脹滿者。厚朴生姜甘草半夏人參湯主之。

發汗後。水藥不得入口為逆。若更發汗。必吐不止。

汗後重發汗。必恍惚心亂。小便已。陰疼。與禹餘糧丸。

厚朴生姜半夏甘草人參湯

厚朴炙去皮　生薑　半夏洗各半斤　甘草二兩　人參一兩

水一斗。煮取三升。温服一升。日三服。

右論汗後虛症

發汗後。不可更行桂枝湯。無汗而喘。大熱者。可與麻黃杏仁甘草石膏湯。

下後不可更行桂枝湯。若無汗而喘大熱者。可與麻黃杏仁甘草石膏湯。

麻黃杏仁甘草石膏湯

麻黃四兩　杏仁五十粒　甘草二兩炙　石膏半斤

水七升。先煮麻黃減二升去上沫内諸藥。煮取二升。温服一升。

病發於陽。而反下之。熱入因作結胸。若不結胸。但頭汗出。餘處無汗。至頸而還。小便不利。身必發黃也。

傷寒瘀熱在裡。身必發黃。麻黃連翹赤小豆湯主之。

麻黃連翹赤小豆湯

麻黃　連翹　甘草　生薑各二兩　赤小豆一升　生梓白皮一斤

杏仁四十粒　大棗十二枚

以潦水一升。先煮麻黃。再沸去上沫。内諸藥。煮取三升。温分三服。半日服盡。

潦水即雨天水

右論麻黄湯變症

葛根湯證

太陽病。項背強。几几。無汗。惡風者。葛根湯主之。

太陽病。項背強。几几而汗出惡風者。桂枝加葛根湯主之。

太陽與陽明合病。必自下利。葛根湯主之。

太陽與陽明合病。不下利。但嘔者。葛根加半夏湯主之。

葛根湯

葛根四两　麻黄二两　生薑三两　桂枝二两　芍藥二两　甘草一两

大棗十枚

水一斗。先煮麻黄葛根减二升，去沫，内诸药，煮取三上升。温服一升，覆取微似汗。不须啜粥。余如桂枝法。

桂枝加葛根汤

本方加葛根四两　旧本有麻黄者误。

葛根加半夏汤

本方加半夏半斤。

大青龙汤证

太阳中风，脉浮紧，发热恶寒，身疼痛，不汗出而烦躁者，大青龙汤主之。

傷寒脉浮緩。發熱惡寒。無汗煩躁。身不疼但重。乍時輕時。無少陰症者。大青龍湯發之。

若脉微弱。汗出惡風者。不可服。服之則厥逆。筋惕肉瞤。此為逆也。

大青龍湯方

麻黄六两　桂枝二两　甘草二两　杏仁四十枚　生薑三两　大棗十枚

石膏打碎

以水九升。先煮麻黄減二升。去上沫内諸藥。煮取三升。温服一升。取微似有汗。

傷寒表不解。心下有水氣。乾嘔。發熱而欬。或渴。或利。或噎。或小便

傷寒　十八

不利。少腹滿。或喘者。小青龍湯主之。

小青龍湯方

桂枝　芍藥　甘草　麻黄　細辛　乾薑各三兩　半夏　五味子各半斤

以水一斗。先煮麻黄減二升。去上沫。内諸藥。煮取三升。温服一升。

若渴去半夏加栝蔞根三兩。

傷寒心下有水氣。欬為微喘。發熱不渴。小青龍湯主之。服湯已。渴者。此寒去欲解也。

五苓散證

中風發熱六七日不解而煩。有表裏證渴欲飲水。水入則吐者。名曰水逆五苓散主之。多服煖水汗出愈。

發汗已脈浮數。煩渴者。五苓散主之。

太陽病。發汗後。大汗出。胃中乾。煩躁不得眠。欲得飲水者。少少與飲之。令胃氣和則愈。若脈浮。小便不利。微熱。消渴者。五苓散主之。

太陽病。其人發熱汗出。不惡寒而渴者。此轉屬陽明也。渴欲飲水者。少少與之。但以法救之。宜五苓散。

發汗後。飲水多者必喘。以水灌之亦喘。

太陽病。飲水多。小便利者。必心下悸。小便少者。必苦裏急也。

傷寒汗出而心下悸渴者。五苓散主之。不渴者。茯苓甘草湯主之。

本以下之。故心下痞。與瀉心湯。痞不解。其人渴而口燥煩。小便不利者。五苓散主之。

大下之後。復發汗。小便不利者。亡津液故也。勿治之。得小便利。必自愈。

凡病若發汗。若吐若下若亡血亡津液。陰陽自和者。必自愈。

五苓散

猪苓去皮　白朮　茯苓各十八銖　澤瀉一兩六銖　桂枝半兩

右五味擣為末。以白飲和服方寸匕。

傷寒厥而心下悸者。宜先治水。當用茯苓甘草湯。却治其厥。不爾。水漬入胃。必作利也。

茯苓甘草湯

茯苓　桂枝各二兩　甘草炙一兩　生姜三兩

右四味。以水四升。煮取二升。去滓。温分三服。

十棗湯證

太陽中風。下利嘔逆。表解者。乃可攻之。其人漐漐汗出。發作有時。頭痛。心下痞硬滿。引脇下痛。乾嘔短氣。汗出不惡寒者。此表解裡未和也。十棗湯主之。

十棗湯

芫花熬赤　甘遂　大戟各等分

右三味。各異搗篩稱已。合治之。以水一升半。煮大肥棗十枚。取八合。去棗內藥末。強人服一錢匕。羸人半錢。溫服之。平旦服。若下少病不除者。明日再服加半錢。得快下利後。糜粥自養。

陷胸湯方

病發於陽而反下之。熱入因作結胸。病發於陰而反下之。因作痞。所以成結胸者。以下之太早故也。

結胸無大熱。但頭微汗出者。此為水結在胸脇也。大陷胸湯主之。

傷寒六七日。結胸熱實。脉沉緊。心下痛。按之石硬者。大陷胸湯主之。

太陽病。重發汗而復大下之。不大便五六日。舌上燥而渴。日晡小有潮熱。從心下至小腹硬滿而痛不可近者。大陷胸湯主之。

大陷胸湯

大黄六兩　芒硝一升　甘遂一錢匕

右三味以水六升。先煮大黄取二升。去滓。內芒硝。煮一二沸。內甘遂末。溫服一升。得快利止後服。

結胸者。項亦強。如柔痓狀。下之則和。宜大陷胸丸

大陷胸丸

大黃八兩　芒硝　杏仁　葶藶子各半斤

右大黃葶藶擣篩內。杏仁芒硝合研如脂。和散取彈丸一枚。別擣甘遂末一錢匕。白蜜二合。水二升。煮取一升。頓溫服之。一宿乃下。如不下更服。取下為效。

小結胸病。正在心下。按之則痛。脈浮滑者。小陷胸湯主之。

小陷胸湯

黃連一兩　半夏一升　大栝蔞實一枚

右三味。以水六升。先煮栝蔞取三升。去滓。內諸藥煮取二升。去滓。分溫三服。

結胸症。其脈浮大者。不可下。下之則死。

結胸症具。煩躁者亦死。

問曰。病有結胸。有藏結。其狀何如。答曰。按之痛。寸脈浮。關脈沉。名曰結胸也。如結胸狀。飲食如故。時時下利。寸脈浮。關脈小細沉緊。名曰藏結。舌上白胎滑者難治。

藏結無陽症。不往來寒熱。其人反靜。舌上胎滑者。不可攻也。

病人脇下素有痞。連在臍傍。痛引小腹入陰筋者。此名藏結死。

瀉心湯症

傷寒汗出解之後。胃中不和。心下痞硬。乾噫食臭。脇下有水氣。腹中雷鳴。下利者。生薑瀉心湯主之。

生薑瀉心湯

生薑四兩　人參　黃芩　甘草各三兩（加一兩）　半夏半升　乾薑（又二兩）　黃連各一兩　大棗十二枚

右八味。以水一斗。煮取六升。去滓。再煎至三升。溫服一升。日三服。

傷寒中風。醫反下之。其人下利日數十行。穀不化。腹中雷鳴。心下痞硬而滿。乾嘔心煩不得安。醫見心下痞。謂病不盡。復下之。其痞益甚。此非結熱。但以胃中空虛。客氣上逆。故使鞕也。甘草瀉心湯主之。

甘草瀉心湯

前方去人參生薑加甘草一兩。乾薑二兩。餘同前法。

傷寒五六日。嘔而發熱者。柴胡湯症具。而以他藥下之。若心下滿而硬痛者。此爲結胸也。大陷胸湯主之。但滿而不痛者。此爲痞。柴胡不中與之。宜半夏瀉心湯。

半夏瀉心湯

前方加半夏半斤。乾薑二兩。去生薑餘同法。

傷寒吐下後。復發汗。虛煩。脈甚微。八九日心下痞硬。脇下痛。氣上衝咽喉。眩冒。經脈動惕者。久而成痿。

二八二

太陽病。醫發汗。仍發熱。惡寒。復下之。心下痞。表裏俱虛。陰陽氣並竭。無陽則陰獨。復加燒鍼。因胸煩。面色青黃。膚瞤者。難治。今色微黃。手足温者。易愈。

傷寒本自寒下。醫復吐下之。寒格。若食入口即吐。乾姜黃黃連芩人參湯主之。

乾姜黃連黃芩人參湯

乾姜黃連黃芩人參各三兩

右四味。以水六升。煮取二升。分温再服。

心下痞。按之濡。大便硬。而不惡寒。反惡熱。其脈關上浮者。大黃黃連瀉心湯主之。

大黃黃連瀉心湯

大黃二兩　黃連一兩

右二味以麻沸湯一升漬之。須臾絞去滓。分溫再服。

心下痞。大便硬。心煩不得眠。而復惡寒汗出者。附子瀉心湯主之。

附子瀉心湯

大黃二兩　黃連　黃芩各一兩　附子一枚别煮取汁

右三味以麻沸湯二升漬之。須臾絞去滓。內附子汁。分溫再服。

傷寒服湯藥下利不止。心下痞硬。服瀉心湯已。復以他藥下之。利

二十三

不止。醫以理中與之。利益甚。理中者。理中焦。此利在下焦。赤石脂禹餘糧湯主之。復利不止者。當利其小便。

赤石脂禹餘糧湯

赤石脂　禹餘糧各一斤

右二味。以水六升。煮取二升。去滓。分温三服。

傷寒發汗。若吐若下。解後心下痞硬。噫氣不除者。旋覆代赭石湯主之。

旋覆代赭石湯

旋覆花　甘草各三兩　人參二兩　半夏半升　代赭石一兩　生姜

壽　大棗十二枚

右七味以水一斗。煮六升。去滓。再煎三升。溫服一升。日三服。

抵當湯症

太陽病六七日。表症仍在而反下之。脈微而沈。反不結胸。其人發狂者。以熱在下焦。小腹當硬滿。小便自利者。下血乃愈。所以然者。以太陽隨經。瘀熱在裡故也。抵當湯主之。

太陽病身黃。脈沈結。小腹硬。小便不利者。為無血也。小便自利。其人如狂者。血結症也。抵當湯主之。

傷寒有熱。小腹滿。應小便不利。今反者為有血也。當下之。不可餘

藥宜抵當丸

抵當湯

水蛭熬 䖟蟲去翅足熬各三十個 桃仁二十粒 大黃三兩酒洗

右四味以水五升。煮取三升。去滓。溫服一升。不下再服。

抵當丸

水蛭二十個 䖟蟲二十五個 桃仁二十粒 大黃三兩

右四味杵分為四丸。以水二升煮一丸取七合。服之晬時當下血。

若不下者更服。

太陽病不解。熱結膀胱。其人如狂。血自下。下者愈。其外不解者。尚

未可攻。當先解外。外解已。但小腹急結者。乃可攻之。宜桃仁承氣湯

桃仁承氣湯

桃仁五十枚　甘草　桂枝　芒硝各二兩　大黄四兩

右五味。以水七升。煮取二升半。去滓。内芒硝。更上火。微沸。下火。先食温服五合。日三服。當微利。

陽明病。其人喜忘者。必有蓄血。所以然者。本有久瘀血。故令喜忘。屎雖硬。大便反易。其色必黑。宜抵當湯下之。

病人無表裏證。發熱七八日。不大便。雖脉浮數者。可下之。假令已下。脉數不解。合熱則消穀善飢。至六七日不大便者。有瘀血也。宜

抵當湯。若脉數不解。而下利不止。必協熱而便膿血也。

火逆諸症

太陽病中風。以火刼發汗。邪風被火熱。血氣流溢。失其常度。兩陽相熏灼。身體則枯燥。但頭汗出。劑頸而還。其身發黃。陽盛則欲衄。陰虛則小便難。陰陽俱虛竭。腹滿而喘。口渴咽爛。或不大便。久則譫語。甚者至噦。手足躁擾。捻衣摸床。小便利者。其人可治。

太陽病二日。煩躁。反熨其背。而大汗出。大熱入胃。胃中水竭。躁煩必發譫語。十餘日振慄自下利者。此爲欲解也。故其汗。從腰以下不能汗。欲小便不得。反嘔欲失溲。足下惡風。大便硬。小便當數而反不數及不多。大便已。頭卓然而痛。其人足心必熱。穀氣下流故也。

太陽病以火熏之。不得汗。其人必躁。過經不解。必圊血。名為火邪。

傷寒脈浮。醫以火迫劫之。亡陽必驚狂。起臥不安者。桂枝去芍藥加蜀漆龍骨牡蠣救逆湯主之。

方註詳桂枝篇〇右論火逆症

太陽傷寒者。加溫鍼必驚也。

若重發汗。復加燒鍼者。四逆湯主之。

火逆下之。因燒鍼煩躁者。桂枝甘草龍骨牡蠣湯主之。

方註詳桂枝篇

其脈沉者營氣微也。營氣微者加燒鍼。則血流不行。更發熱而煩躁也。

燒鍼令其汗。鍼處被寒。核起而赤者。必發奔豚。氣從少腹上衝者。灸其核上各一壯。與桂枝加桂湯

方註詳桂枝篇○右論火鍼症。

脈浮宜以汗解。用火灸之。邪無從出。因火而盛。病從腰以下必重而痹。名火逆也。

脈浮熱甚。反灸之。此為實。實以虛治。因火而動。必咽燥吐血。

微數之脈。慎不可灸。因火為邪。則為煩逆。追虛逐實。血散脈中。火

氣雖微。內攻有力。焦骨傷筋。血難復也。

〇右論火灸症

痓濕暑症

太陽病痓濕暑三症宜應別論。以傷寒所致。與傷寒相似。故此見之。

太陽病。發汗太多。因致痓。脈沉而細。身熱足寒。頭項強急。惡寒。時頭熱面赤。目脈赤。獨頭面揺。卒口噤。背反張者。痓病也。

太陽病。其證備。几几然。脈反沉遲。此為痓。括蔞桂枝湯主之。

太陽病。無汗而小便反少。氣上衝胸。口噤不能語。欲作剛痓。葛根湯主之。

痓為病。胸滿口噤。臥不着席。脚攣急。必介齒。可與大承氣湯。

太陽病。發熱無汗。反惡寒者。名曰剛痓。太陽病。發熱無汗〔有汗〕不惡寒者。名曰柔痓。剛痓葛根湯主之。柔痓瓜蔞桂枝湯主之。

○右論痓症

病者一身盡疼。發熱。日晡所劇者。此名風濕。此病當於汗出當風。或久傷寒冷所致也。

風邪為病。脈陰陽俱浮。自汗出。身重多眠睡。鼻息必鼾。語言難出。若被下者。小便不利。直視失溲。若被火者。微發黃色。劇則如驚癇時瘈瘲。

問曰。值天陰雨不止。風濕相搏。一身盡疼。法當汗出而解。醫云。此可發汗。汗之病不愈者何也。答曰。發其汗。汗大出者。但風氣去。濕氣在。是故不愈也。若治風濕者。發其汗。但微微似欲汗出者。風濕俱去也。

傷寒八九日。風濕相搏。身體煩疼。不能自轉側。不嘔不渴。脈浮虛而濇者。桂枝附子湯主之。若其人大便硬。小便自利者。去桂加白朮湯主之。

桂枝附子湯

桂枝四兩　附子三枚炮　大棗十二枚　生薑三兩　甘草二兩

右五味以水六升。煮取二升。去滓。分温三服。

桂枝附子去桂加白朮湯

前方去桂枝加白朮四兩　餘同前法

風濕相搏。骨節煩疼。掣痛不得屈伸。近之則痛劇。汗出短氣。小便不利。惡風不欲去衣。或身微腫者。甘草附子湯主之。

甘草附子湯

甘草炙　白朮各二兩　桂枝四兩　附子二枚

右四味水六升。煮取三升。去滓溫服一升日三初服得微汗則解。能食。汗復煩者。服三合。

太陽病。關節疼痛而煩。脉沉而細者。此名濕痹。濕痹之候。其人小便不利。大便反快。但當利其小便。

濕家之為病。一身盡疼。發熱。身色如薰黃。

濕家。但頭汗出。背強。欲得被覆向火。若下之。則噦。胸滿。小便不利。舌上如胎者。以丹田有熱。胸中有寒。渴欲得水而不能飲。口燥煩也。

濕家下之。額上汗出。微喘。小便利者死。下利不止者亦死。

濕家病。身上疼痛。發熱。面黃而喘。頭痛鼻塞而煩。其脉大。自能飲食。腹中和無病。病在頭中寒濕。故鼻塞。內藥鼻中則愈。

○右論濕症

太陽中暑者。身熱疼重而惡寒。脈微弱。此以夏月傷冷水。水行皮中所致也。

太陽中暑者。發熱惡寒。身重而疼痛。其脈弦細芤遲。小便已。洒洒然毛聳。手足逆冷。小有勞。身即熱。口開前板齒燥。若發汗則惡寒甚。加溫鍼則發熱甚。下之則淋甚。

太陽中暑者。其人汗出。惡寒。身熱而渴也。

○右論暑症

陽明脈證上

陽明之為病。胃家實也。

問曰。陽明病外證云何。答曰。身熱汗自出。不惡寒反惡熱也。

陽明病脉浮而緊者。必潮熱。發作有時。但浮者必盜汗出。

傷寒三日。陽明脉大。

脉浮而大。心下反鞕有熱。屬藏者攻之。不令發汗。屬府者不令溲數。溲數則大便鞕。汗多則熱愈。汗少則便難。脉遲尚未可攻。

陽明病。心下鞕滿者。不可攻之。攻之。利遂不止者死。利止者愈。

傷寒嘔多。雖有陽明證。不可攻之。

陽明病自汗出。若發汗。小便自利。此為津液内竭。大便雖鞕。不可攻之。當須自欲大便。宜蜜煎導而通之。若土瓜根及與大猪膽汁。

皆可為導。

陽明病本自汗出。醫更重發汗。病已差。尚微煩。不了了者。此必大便鞕故也。以亡津液。胃中乾燥。故令大便鞕。當問其小便日幾行。若本小便日三四行。今日再行。故知大便不久出。今為小便數少。以津液當還入胃中。故知不久必大便也。

蜜煎方　蜜七合

右一味。於銅器內。微火煎。當須凝如飴狀。攪之。勿令焦著。欲可丸。併手捻作挺。令頭銳。大如指。長二寸許。當熱時急作。冷則鞕。以內穀道中。欲大便時乃去之。

豬膽汁方　大豬膽一枚。瀉汁和醋少許。以灌穀道中。如一食頃。當大便出宿食惡物甚效。

問曰。病有得之一日。不發熱而惡寒者何也。答曰。雖得之一日。惡寒將自罷。即自汗出而惡熱也。

問曰。惡寒何故自罷。答曰。陽明居中土也。萬物所歸。無所復傳。始雖惡寒。二日自止。此為陽明病也。太陽病入也。

右論胃實證

問曰。太陽緣何而得陽明病。答曰。太陽病若發汗。若下。若利小便。亡津液。胃中乾燥。因轉屬陽明。胃實大便難。此名陽明也。

陽脈微而汗出少者。為自和也。汗出多者為太過。陽脈實因發其汗出多者。亦為太過。太過為陽實於裏亡津液。大便因硬也。本太陽病。初得時發其汗。汗先出不徹。因轉屬陽明也。微止也。

即汗出多之互辭。

傷寒轉屬陽明者。其人濈然微汗出也。

傷寒發熱無汗。嘔不能食。而反汗出濈濈然者。是轉屬陽明也。

太陽病。寸緩關浮尺弱。其人發熱汗出。復惡寒。不嘔。但心下痞者。此以醫下之也。如其不下者。病人不惡寒而渴者。此轉屬陽明也。小便數者。大便必硬。不更衣十日無所苦也。渴欲飲水者。少少與之。

但以法救之。宜五苓散。

傷寒脉浮緩。手足自温者。係在太陰。太陰者。身當發黄。若小便自利者。不能發黄。至七八日大便硬者。為陽明病也。○右論陰陽轉屬證

問曰。脉有陽結陰結。何以别之。答曰。其脉浮而數。能食。不大便者。此為實。名曰陽結也。期十七日當劇。其脈沉而遲。不能食。身體重。大便反硬。名曰陰結也。期十四日當劇。○右論陰陽結證

陽明病。脉遲。汗出多。微惡寒者。表未解也。可發汗。宜桂枝湯。

陽明病。脉浮。無汗而喘者。發汗則愈。宜麻黄湯。

陽明病。脈浮而緊者。必潮熱。發作有時。但浮者。必盜汗出。

脈浮而遲。面熱赤而戰慄者。六七日當汗出而解。遲為無陽。不能作汗。其身必痒也。

陽明病。法多汗。反無汗。其身如蟲行皮膚中。此久虛故也。

陽明病。反無汗。而小便利。二三日嘔而欬。手足厥者。必苦頭痛。若不欬不嘔。手足不厥者。頭不痛。

陽明病。但頭眩。不惡寒。故能食而咳。其人必咽痛。若不欬者。咽不痛。

陽明病。口燥。但欲漱水。不欲嚥。此必衄。

脈浮發熱。口乾鼻燥。能食者則衄。

○右論陽明在表脈證。

傷寒四五日。脈沉而喘滿。沉為在裡。而反發其汗。津液越出。大便為難。表虛裏實。久則譫語。

發汗多。若重發汗者。亡其陽。譫語。脈短者死。脈自和者不死。

譫語直視。喘滿者死。下利者亦死。

夫實則譫語。虛則鄭聲。鄭聲。重語也。

陽明病。下血譫語者。此為熱入血室。但頭汗出者。刺期門。隨其實而瀉之。濈然汗出則愈。

婦人中風。發熱惡寒。經水適來。得之七八日。熱除而脈遲身涼。胸脇下滿。如結胸狀。譫語者。此為熱入血室也。當刺期門。

婦人傷寒發熱。經水適來。晝則明了。暮則譫語。如見鬼狀。此為熱入血室。無犯胃氣及上下焦。必自愈。

○右論陽明譫語脈證。

陽明脈證下

陽明中風。口苦咽乾。腹滿微喘。發熱惡寒。脈浮而緊。若下之。則腹滿小便難也。

陽明中風。脈弦浮大而短氣。腹部滿。脇下及心痛。久按之氣不通。鼻乾不得汗。嗜臥。一身及面目悉黄。小便難。有潮熱。時時噦。耳前後腫。刺之小差。外不解。病過十日。脈弦浮者。與小柴胡湯。脈但浮

[illegible]……滿。若不尿。腹滿加噦者。不治。

若論陽明中風証

陽明病。若能食名作風。不能食名中寒。

陽明病。若中寒不能食。小便不利。手足濈然汗出。此欲作固瘕。必大便初硬後溏。所以然者。以胃中冷。水穀不別故也。

陽明病不能食。攻其熱必噦。所以然者胃中虛冷故也。以其人本虛。故攻其熱必噦。

若胃中虛冷。不能食者。飲水則噦。

陽明病。脉遲。腹滿。食難用飽。飽則微煩。頭眩。必小便難。此欲作穀

陽

三十四

疸。雖下之。腹滿如故。所以然者。脉遲故也。

傷寒脉遲六七日。而反與黄芩湯徹其熱。脉遲為寒。今與黄芩湯復除其熱。腹中應冷。當不能食。今反能食。此名除中。必死。

陽明病。初欲食。小便反不利。大便自調。其人骨節疼。翕翕然如有熱狀。奄然發狂。濈然汗出而解者。此水不勝穀氣。與汗共併。脈緊則愈。

若脉遲至六七日不欲食。此為晚發。水停故也。為未解。食自可者。為欲解。

傷寒大吐大下之。極虛。復極汗者。以其人外氣怫鬱。復與之水。以發其汗。因得噦。所以然者。胃中虛冷故也。

右論陽明中寒証

陽明病欲解時。從申至戌上。

右論陽明病解時。

梔子豉湯証

陽明病。脈浮而緊。咽燥口苦。腹滿而喘。發熱汗出。不惡寒反惡熱。身重。若發汗則躁。心憒憒而譫語。若加燒鍼。心怵惕煩躁不得眠。若下之。則胃中空虛。客氣動膈。心中懊憹。舌上胎者。梔子豉湯主之。

若渴欲飲水。口乾舌燥者。白虎加人參湯主之。

若脈浮發熱。渴欲飲水。小便不利者。豬苓湯主之。

發汗吐下後。虛煩不得眠。若劇者。必反覆顛倒。心中懊憹。梔子豉湯主之。若少氣者。梔子甘草豉湯主之。若嘔者。梔子生姜豉湯主之。

又發汗。若下之。而發煩熱。胸中窒者。梔子豉湯主之。

下後更煩。按之心下濡者。為虛煩也。宜梔子豉湯。

陽明病下之。其外有熱。手足溫不結胸。心中懊憹。飢不能食。但頭汗出者。梔子豉湯主之。

傷寒五六日大下後。身熱不去。心中結痛者。未欲解也。梔子豉湯主之。

梔子豉湯

梔子十四枚　香豉四合綿裹

右二味以水四升。先煮梔子得二升半。内豉煮取升半。去滓分為二服。温進一服。得吐止後服。

梔子甘草豉湯

本方加甘草二兩　餘同前法

梔子生姜豉湯

本方加生姜五兩　餘同前法

傷寒醫以丸藥大下之。身熱不去微煩者。梔子乾姜湯主之。

傷寒下後。心煩腹滿。起卧不安者。梔子厚朴湯主之。

三十六

梔子乾姜湯

梔子十四枚 乾姜二兩

右二味以水三升。煮取一升半。去滓。分二服。溫進一服。

梔子厚朴湯

梔子十四枚 厚朴四兩 枳實 餘同前法

傷寒身熱發黃者。梔子柏皮湯主之。

梔子柏皮湯

梔子十五枚 甘草二兩 黃柏

右三味以水四升。煮取一升半。去滓。分溫再服。

陽明病無汗小便不利心中懊憹者身必發黃
陽明病被火。額上微汗出。而小便不利者。必發黃。
陽明病。面合赤色。不可下之。必發熱色黃。小便不利也。
凡用梔子湯。病人舊微溏者。不可與服之。

瓜蒂散證

病如桂枝證。頭不痛。項不強。寸脈微浮。胸中痞硬。氣上衝咽喉。不得息者。此為胸有寒也。當吐之。宜瓜蒂散。
病人手足厥冷。脈乍緊者。邪結在胸中。心下滿而煩。飢不能食者。病在胸中。當吐之。宜瓜蒂散。

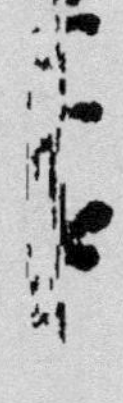

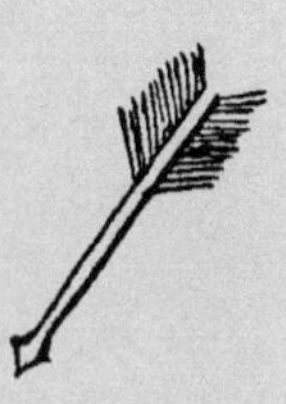

少陰病，飲食入口則吐，心中溫溫欲吐，復不能吐，始得之，手足寒，脉弦遲者，此胸中實，不可下也，當吐之。若膈上有寒飲，乾嘔者，不可吐也，當溫之，宜四逆湯。

瓜蒂散

赤小豆　瓜蒂熬黄各一分

二味，各別擣篩，為散已，合治之，取一錢匕，以香豉一合，用熱湯七合，煮作稀糜，去滓，取汁和散，溫頓服。不吐者，少少加，得快吐乃止。諸亡血虛家，不可與之。

太陽病，當惡寒發熱，今自汗出，而不惡寒發熱，關上脉細數者，以醫吐之過也。此為小逆。一二日吐之者腹中饑口不能食。三四日吐之者。不喜糜粥。欲食冷食。朝食暮吐。以醫吐之所致也。

太陽病吐之。但太陽病當惡寒。今反不惡寒。不欲近衣。此為吐之內煩也。

白虎湯證

傷寒脈浮。發熱無汗。其表不解者。不可與白虎湯。渴欲飲水。無表證者。白虎加人參湯主之。

服桂枝湯。大汗出後。大煩渴不解。脈洪大者。白虎加人參湯主之。

傷寒無大熱。口燥渴。心煩。背微惡寒者。白虎加人參湯主之。

傷寒若吐若下。得七八日不解。熱結在裏。表裡俱熱。時時惡風。大渴。舌上乾燥而煩。欲飲水數升者。白虎加人參湯主之。

陽明病。若渴欲飲水。口乾舌燥者。白虎加人參湯主之。

三陽合病。腹滿身重。難以轉側。口不仁而面垢。遺尿。發汗則譫語。下之則額上生汗。手足厥冷。若自汗出者。白虎湯主之。

三陽合病。脉浮大在關上。但欲眠睡。合目則汗。

傷寒脉浮滑。此表有熱。裡有寒。白虎湯主之。

傷寒脉滑而厥者。裡有熱也。白虎湯主之。

白虎加人參湯

石膏 斤碎綿裹 知母 六兩 甘草 二兩 粳米

六合 人參 三兩

水一斗。煮米熟湯成。温服一升。日三服。

茵陳湯證

陽明病。發熱汗出。此為熱越。不能發黃也。但頭汗出。身無汗。劑頸而還。腹滿小便不利。渴飲水漿。此為瘀熱在裡。身必發黃。茵陳蒿湯主之。

傷寒七八日。身黃如橘子色。小便不利。腹微滿者。茵陳蒿湯主之。

茵陳蒿湯

茵陳蒿 六兩　梔子 十四枚　大黃 一兩

以水一斗。先煮茵陳減六升。內二味煮取三升。去滓。分溫三服。小便當利。尿如皂角汁狀。色正赤。一宿腹減。黃從小便去。

傷寒發汗已。身目為黃。所以然者。以寒濕在裡不解故也。不可下。於寒濕中求之。

承氣湯證

傷寒不大便六七日。不惡寒。反惡熱。頭痛身熱者。與承氣湯。

病人煩熱。汗出則解。又如瘧狀。日晡所發熱者。屬陽明也。脈實者。宜下之。與承氣湯。

太陽病三日。發汗不解。頭不痛項不強。不惡寒反惡熱。蒸蒸發熱者屬胃也。調胃承氣湯主之。

發汗後。惡寒者虛故也。不惡寒反惡熱者實也。當和胃氣與調胃承氣湯。

若胃氣不和譫語者。少與調胃承氣湯。

傷寒吐後腹脹滿者。與調胃承氣湯。

陽明病。不吐不下心煩者可與調胃承氣湯。

太陽病過經十餘日。心下溫溫欲吐。而胸中痛大便反溏腹微滿。鬱鬱微煩。先其時極吐下者與調胃承氣湯。

傷寒十三日不解。過經譫語者。以有熱故也。當以湯下之。若小便利者。大便當硬。而反下利。脈調和者。知醫以丸藥下之。非其治也。若自下利者。脈當微。今反和者。此為內實也。調胃承氣湯主之。

○右論調胃承氣証

太陽病若吐若下若發汗。微煩。小便數。大便因硬者。小承氣湯和之愈。

得病二三日。脈弱。無太陽柴胡症。煩躁。心下硬。至四五日。雖能食。以小承氣湯少少與。微和之。令小安。至六日。與承氣湯一升。若不大便六七日。小便少者。雖不能食。但初頭硬。後必溏。未定成硬。攻之必溏須小便利。屎定硬。乃可攻之。宜大承氣湯。

陽明病脉遲。微汗出。不惡寒者。其身必重。短氣腹滿而喘。有潮熱者。此外欲解。可攻裏也。手足濈然而汗出者。此大便已硬也。大承氣湯主之。若汗多。微發熱惡寒者。外未解也。其熱不潮。未可與承氣湯。若腹大滿不通者。可與小承氣湯。微和胃氣。勿令大泄下。

陽明病潮熱。大便微硬者。可與大承氣湯。不硬者不可與之。若不大便六七日。恐有燥屎。欲知之法。少與小承氣湯。湯入腹中。轉失氣者。此有燥屎。乃可攻之。若不轉失氣者。此但初頭硬。後必溏。不可攻之。攻之必脹滿。不能食也。欲飲水者。與水則噦。其後發熱者。必大便硬而少也。以小承氣湯和之。不轉失氣者。慎不可攻也。
陽明病。譫語發潮熱。脈滑而疾者。小承氣湯主之。因與承氣湯一
升。腹中轉失氣者。更服一升。若不轉失氣者。勿更與之。明日不大
便。脈反微濇者。裏虛也。為難治。不可更與承氣湯也。
傷寒若吐若下後不解。不大便五六日。上至十餘日。日晡所發潮
熱。不惡寒。獨語如見鬼狀。若劇者發則不識人。循衣摸床。惕而不
安。微喘直視。脈弦者生。濇者死。微者但發熱譫語。大承氣湯主之。
若一服利。止後服。
陽明病。其人多汗。以津液外出。胃中燥。大便必硬。硬則詀語。小承

氣湯主之。若一服詀語止，更莫復服。

下利詀語者。有燥屎也。宜小承氣湯。

汗出詀語者，以有燥屎在胃中，此為風也。須下之。過經乃可下之。

下之若早。語言必亂。表虛裏實故也。下之則愈。宜大承氣湯。

陽明病。詀語有潮熱。反不能食者。胃中必有燥屎五六枚也。宜大承氣湯下之。若能食者但硬耳。

陽明病下之。心中懊憹而煩。胃中有燥屎者。可攻之。宜大承氣湯。

腹滿。初頭硬。後必溏。不可攻之。

病人不大便五六日。繞臍痛。煩躁。發作有時者。此有燥屎故。

病人小便不利。大便乍難乍易。時有微熱。喘冒不能卧者。有燥屎也。宜大承氣湯。

大下後。六七日不大便。煩不解。腹滿痛者。此有燥屎也。所以然者。以本有宿食故也。宜大承氣湯。

脉滑而數者。有宿食也。當下之。宜大承氣湯。

腹滿不減。減不足言。當下之。宜承氣湯。

二陽併病。太陽症罷。但發潮熱。手足濈濈汗出。大便難而譫語者。下之則愈。宜大承氣湯。

發汗不解。腹滿痛者。急下之。宜大承氣湯。

陽明病。發熱汗多者。急下之。宜大承氣湯。

傷寒六七日。目中不了了。睛不和。無表裡證。大便難。身微熱者。此爲實也。急下之。宜大承氣湯。

少陰病。得之二三日。不大便。口燥咽乾。急下之。宜大承氣湯。

少陰病。自利清水。色純青。心下必痛。口乾舌燥者。急下之。宜大承氣湯。

少陰病。六七日。腹脹不大便者。急下之。宜大承氣湯。

調胃承氣湯

大黄 三兩 炙甘草 一兩 芒硝 半斤

傷寒　四十三

右三味㕮咀。水以三升。煮取一升。去滓。内芒硝。更上火微煮令沸。少少温服

大承氣湯

大黃　四兩酒洗　厚朴　半斤　枳實　五枚炙　芒硝　三合

水一斗。先煮二物。取二升。去滓。内大黃。煮二升。去滓。再内芒硝。上火微一二沸。分温再服。得下餘勿服。

小承氣湯

大黃　四兩　厚朴　二兩去皮　枳實　三枚

水四升。煮取一升二合。分温三服。初服湯。當大便。不爾者。盡飲之。

若得大便必饑。

少陽脉證

少陽之為病。口苦咽乾目眩也。

傷寒脉弦細。頭痛發熱者。屬少陽。少陽不可發汗。發汗則譫語。此屬胃。胃和則愈。胃不和則煩而悸。

少陽中風。兩耳無所聞。目赤。胸中滿而煩者。不可吐下。吐下則悸而驚。

傷寒三日。少陽脉小者。欲已也。

少陽病欲解時。從寅至辰上。

太陽與少陽併病。脈弦頭項強痛。或眩冒結胸。心下痞。則兩陽皆有之証。兩陽併病陽氣重可知。不可發汗。發汗則譫語。若譫語不止。當刺期門。

太陽少陽併病。心下硬頭項強而眩者。當刺大椎。肺俞肺俞。慎勿下之。

太陽少陽併病。而反下之。成結胸。心下硬。下利不止。水漿不下。其人心煩。

柴胡湯證

傷寒五六日。中風往來寒熱。胸脇苦滿。默默不欲飲食。心煩喜嘔。

或胸中煩而不煩。或渴。或腹中痛。或脇下痞硬。或心下悸小便不利。或不渴身有微熱或欬者。小柴胡湯主之。（血弱氣虚）

血弱氣虚腠理開。邪氣因入與正氣相搏。結於脇下。正邪分争。往來寒熱。休作有時。默默不欲飲食。藏府相連其痛必下邪高痛下。故使嘔也。

小柴胡湯

柴胡半斤　半夏半斤　人參　甘草　黄芩　生姜各三兩　大棗十二枚

以水一石二升。煮取六升。去滓。再煎取三升温服一升日三服。若胸中煩而不嘔者。去半夏人參加栝蔞實一枚。○若渴者。去半夏加人參合前成四兩半。加栝蔞根四兩。○若腹中痛者。去黃芩加芍藥三兩○若脇下痞硬。去大棗加牡蠣四兩○若心下悸小便不利者。去黃芩加茯苓四兩。○若不渴外有微熱者。去人參加桂枝三兩溫服取微汗愈。○若欬者去人參大棗生姜加五味子半升。乾姜二兩。

傷寒中風有柴胡證。但見一症便是。不必悉具。

嘔而發熱者。小柴胡湯主之。

傷寒五六日。頭痛汗出。微惡寒。手足冷。心下滿。口不欲食。大便硬。

脉沉細者。此為陽微結。必有表有裏也。脉沉亦在裏也。汗出為陽微結。假令純陰結。不得復有外證悉入在裡矣。此為半在裏半在表也。脉雖沉細。不得為少陰病。所以然者。陰不得有汗。今頭汗出。故知非少陰也。可與小柴胡湯。設不了了者。得屎而解。

○右論小柴胡主證

傷寒四五日。身熱惡風。頭項強。脇下滿。手足温而渴者。小柴胡湯主之。

陽明病。發潮熱。大便溏。小便自可。胸脇滿者。小柴胡湯主之。

陽明病。脇下硬滿。不大便而嘔。舌上白苔者。可與小柴胡湯。上焦得通。津液得下。胃氣和。身濈然而汗出解也。
傷寒嘔多。雖有陽明症。不可攻之。
服柴胡湯已渴者。屬陽明也。以法治之。

○右論兩經合併証

婦人中風。七八日續得寒熱。發作有時。經水適斷者。此為熱入血室。其血必結。故使如瘧狀。發作有時。小柴胡湯主之。

○右論熱入血室

傷寒六七日。發熱微惡寒。肢節煩疼。微嘔。心下支結。外証未去者。柴胡桂枝湯主之。

○右論柴胡桂枝各半証

柴胡桂枝湯

柴胡 四兩 黄芩 人參 生姜 芍藥 桂枝 各兩半

甘草 二兩 半夏 二合半 大棗 六枚

以水七升。煮取三升。去滓。溫服一升。

傷寒陽脉濇。陰脉弦。法當腹中急痛。先用小建中湯。不差者。小柴胡湯主之。

本太陽病不解。轉入少陽者。脇下硬滿。乾嘔不能食。往來寒熱。尚未吐下。脉弦細者。與小柴胡湯。若已吐下。發汗。溫鍼。譫語。柴胡症罷。此為壞病。知犯何逆。以法治之。

小柴胡湯病而反下之。若柴胡証不罷者。復與柴胡湯。必蒸蒸而振。却發熱汗出而解。

傷寒五六日。嘔而發熱者。柴胡湯症具。而以他藥下之。若心下滿而硬滿者。此為結胸也。大陷胸湯主之。但滿而不痛者。為痞。柴胡不中與之。宜半夏瀉心湯。

得病六七日。脈遲浮弱。惡風寒。手足溫。醫二三下之。不能食。而脇下滿痛。面目及身黃。頸項強。小便難者。與柴胡湯。後必下重。本渴而飲水嘔。食穀噦者。柴胡不中與也。

傷寒五六日已發汗而復下之。胸脇滿。微結。小便不利。渴而不嘔。但頭汗出往來寒熱心煩者。此為未解也。柴胡桂枝乾姜主之。初服微煩。復服。

柴胡桂枝乾姜湯

柴胡 半斤 黄芩 桂枝 各三兩 括蔞根 四兩 乾姜 牡蠣 甘草 各二兩 煎法同前

傷寒八九日下之。胸滿煩驚。小便不利。譫語。一身盡重。不可轉側者。柴胡加龍骨牡蠣湯主之。

柴胡加龍骨牡蠣湯

柴胡　四兩　黃芩　人參　生姜　茯苓　鉛丹　桂枝
龍骨　牡蠣　各一兩半　大黃　二兩　半夏　一合　大
棗　六枚
水八升。煮取四升。內大黃。更煮一二沸。去滓。溫服一升。
傷寒十三日下之。胸脇滿而嘔。日晡所發潮熱。已而微。則此本柴
胡症。下之而不得利。今反利者。知醫以丸藥下之。非其治也。潮熱、
者實也。先宜小柴胡以解外。後以柴胡加芒硝湯主之。
太陽病過經十餘日。心下溫溫欲吐。而胸中痛。大便反溏。腹微滿。
鬱鬱微煩。先其時極吐下者。與調胃承氣湯。若不爾也。不可與。但

欲嘔。胸中痛。微溏者。此非柴胡症。以嘔故。知極吐下也。

○右論柴胡變症

太陽病過經十餘日。反二三下之。後四五日。柴胡症仍在者。先與小柴胡湯。嘔不止心下急。鬱鬱微煩者。為未解也。與大柴胡湯。下之則愈。

傷寒十餘日。熱結在裡。復往來寒熱者。與大柴胡湯。

傷寒發熱。汗出不解。心下痞硬。嘔吐而下利者。大柴胡湯主之。

○右論大柴胡症

大柴胡湯

四十九

傷寒

小柴胡湯去人參甘草加生姜 二兩 芍藥 三兩 枳實 四兩 餘同小柴胡法

建中湯証

傷寒二三日。心中悸而煩者。小建中湯主之。

傷寒陽脉濇。陰脉弦。法當腹中急痛。先用小建中湯。不差者。小柴胡湯主之。

嘔家不可用建中湯。以甘病也。

小建中湯

桂枝 去粗皮 生姜 各三兩 芍藥 六兩 炙甘草

二兩 大棗 十二枚擘 膠飴 一升

水七升。煮取三升。去滓。內膠飴。更上微火消解。溫服一升。日三服。

黃連湯證

傷寒胸中有熱。胃中有邪氣。腹中痛。欲嘔吐者。黃連湯主之。

黃連湯

黃連 三兩 乾薑 三兩 炙甘草 二兩 桂枝 三兩

人參 二兩 半夏 半升

水一斗。煮取六升。去滓。溫服一升。日三夜二服。

黃芩湯證

太陽與少陽合病。自下利者。與黄芩湯。若嘔者。黄芩加半夏生姜湯主之。

黄芩湯　又外　治甘嘔下利　黄芩　人參　桂枝　大棗　乾姜　半夏

黄芩　三兩　甘草　三兩炙　芍藥　三兩　大棗　十二枚

水一斗。煮取二升。去滓。溫服一升。日再服。夜一服。　嘔者加半夏半升　生姜　三兩

陽明少陽合病。必自下利。其脉不負者順也。負者失也。互相尅賊。名為負。少陽負趺陽者順也。

太陰脉證

太陰之為病。腹滿而吐。食不下。自利益甚。時腹自痛。若下之。必胸下結鞕。

自利不渴者。屬太陰。以其藏有寒故也。當溫之。宜四逆輩。

傷寒四五日。腹中痛。若轉氣下趨少腹者。此欲自利也。

傷寒脉浮而緩。手足自溫者。繫在太陰。太陰當發身黃。若小便自利者。不能發黃。至七八日。雖暴煩下利日十餘行。必自止。以脾家實腐穢當去故也。

傷寒下利日十餘行。脉反實者死。

太陰病。脉弱。其人續自便利。設當行大黃芍藥者。宜減之。以其胃氣弱易動故也。

惡寒脉微而復利。亡血也。四逆加人參湯主之。

方註見四逆湯註中

〇右論太陰傷寒脉証

太陰病脉浮者。可發汗。宜桂枝湯。

太陰中風。四肢煩疼。陽微陰澀而長者為欲愈。

〇右論太陰中風脉証

太陰病欲解時。從亥至丑上。

三白散証

寒實結胸無熱証者。與三白 小陷胸湯。爲散亦可服。

三物白散

桔梗　貝母各二錢　巴豆一分去皮熬黑研如脂

右二味爲散。內巴豆更于臼中以杵之。以白飲和服。強人半錢匕。羸者減之。

病在膈上者必吐。在膈下者必利。

不利進熱粥一杯。利過不止。進冷粥一杯。

少陰脈證

少陰之爲病。脈微細。但欲寐也。

少陰病欲吐不吐。心煩但欲寐五六日自利而渴者。屬少陰也。虛故引水自救。若小便色白者。以下焦虛有寒。不能制水故也。

少陰病。脉沉細數。病為在裏。不可發汗。

少陰病。脉微。不可發汗。亡陽故也。陽已虛。尺中弱濇者。復不可下之。

病人脉陰陽俱緊。反汗出者。亡陽也。此屬少陰。法當咽痛而復吐利。

脉陰陽俱緊者。口中氣出。唇口燥乾。鼻如涕出。倦卧足冷。舌上胎滑。勿妄治也。到七日以來。其人微發汗。手足溫者。此為欲解。或到八日已上。反大發熱者。此為難治。設使惡寒者。必欲嘔也。腹內痛者。必欲利也。

脉陰陽俱緊。至于吐利。其脉獨不解。緊去人安。此為欲解。

少陰中風。脉陽微陰浮者。為欲愈。

少陰病。欲解時。從子至寅上。

少陰病。若利自止。惡寒而踡臥。手足溫者可治。

少陰病。惡寒身踡而利。手足逆冷者。不治。

少陰病。惡寒而踡。時自煩。欲去衣被者可治。

少陰病。四逆惡寒而踡。脉不至。不煩而躁者死。

少陰病。吐利手足不逆冷。反發熱者不死。脉不至者。灸少陰七壯。

少陰病。吐利煩躁四逆者死。

少陰病。脉微濇。嘔而汗出。大便數而少者。宜溫其上灸之。

傷寒　五十三

少陰病。脉沉微細。但欲臥。汗出不煩。自欲吐。至五六日自利。複煩躁。不得卧寐者死。

少陰病。下利止而頭眩。時時自冒者死。

少陰病。六七日息高者死。

病六七日。手足三部脉皆至。大煩而口噤不能言。其人躁擾者。必欲解也。若脉和其人大煩目重臉內際黄者。此欲解也。

麻黄附子證

少陰病。始得之。無汗惡寒反發熱。脉沉者麻黄附子細辛湯主之。

少陰病。始得之二三日。麻黄附子甘草湯。微發汗。以二三日無裡

証。故微發汗也

麻黄附子細辛湯

麻黄　細辛各三両　附子一枚炮去皮

水一斗。先煮麻黄減二升。去沫沸内諸藥。煮取三升。去滓。温服一升。日三服。

麻黄附子甘草湯。

前方去細辛加甘草二両　水七升同煎法　亦見微發汗之意

少陰病。八九日一身手足盡熱者。以熱在膀胱。必便血也。

少陰病。欬而下利讝語者。被火氣刼故也。小便必難。以強責少陰汗也。

少陰病。但厥無汗。而强發之。必動其血。未知從何道出。或從口鼻。或從目出。是名下厥上竭。為難治。

附子湯證

少陰病。身體痛。手足寒。骨節痛。脈沉者。附子湯主之。

少陰病。得之一二日。口中和。其背惡寒者。當灸之。附子湯主之。

附子湯

附子二枚炮　白朮四兩　人參二兩　芍藥　茯苓各三兩

水八升。煮取三升。去滓。溫服一升。日三服。

真武湯證

少陰病。二三日不已。至四五日。腹痛。小便不利。四肢沉重疼痛。自下利者。此爲有水氣。其人或欬。或小便利。或下利。嘔者。真武湯主之。

真武湯

茯苓　芍藥　生薑各三兩　白朮二兩　附子一枚炮

水八升。煮取三升。溫服七合。日三服。○欬者加五味半升。細辛一兩。○小便利而下利者。去芍藥。茯苓加乾薑一兩。○嘔者去附子。加生薑足前成半斤。

太陽病。發汗。汗出不解。其人仍發熱。心下悸。頭眩。身瞤動。振振欲

傷寒　五十三

擗地者。真武湯主之。

病發熱頭痛。身疼惡寒。上吐下利者。名曰霍亂。多欲飲水者。五苓散主之。寒多不用水者。理中丸主之。

人參　白朮　甘草　乾姜　若臍上築者。腎氣動也。去朮加桂。吐多者去朮加生姜三兩。下多者還用朮。悸者加茯苓。腹中痛虛者加人參。腹滿者去朮加附子一枚。

桃花湯證

少陰病。二三日至四五日。腹痛小便不利。下利不止。便膿血者。桃花湯主之。

桃花湯

赤石脂一斤一半全用一半篩用　乾姜一两　粇米一升

少陰病便膿血者可刺。

四逆湯證

脉浮而遲表熱裡寒下利清穀者。四逆湯主之。

下利清穀。不可攻表。汗出必脹滿。

下利腹脹滿。身體疼痛。先溫其裡。

傷寒之下。後續得下利清穀不止身疼痛者。急當救裡。宜四逆湯。

病發熱頭疼。脉反沉。若不差。身體痛。當救其裡。宜四逆湯。

葉白　墨人　五十六

大汗。若大下利而厥冷者。四逆湯主之。

大汗出。熱不去。内拘急四肢疼。又下利。厥逆而惡寒者。四逆湯主之。

嘔而脉弱。小便復利。身有微熱。見厥者難治。四逆湯主之。

既吐且利。小便復利。而大汗出下利清穀。内寒外熱。脉微欲絶者。四逆湯主之。

吐利汗出。發熱惡寒。四肢拘急。手足厥冷者。四逆湯主之。

自利不渴者。屬太陰。以其藏有寒故也。當温之。宜四逆輩。

少陰病。脉沉者。急温之。宜四逆湯。

[illegible]當温之。宜四逆湯。

悪寒脉微而復利。利止亡血也。四逆加人参湯主之。

○右論四逆脉證

少陰病下利清穀。裡寒外熱。手足厥逆。脉微欲絶。身反不悪寒。其人面色赤。或腹痛。或乾嘔。或咽痛。或利止脉不出者。通脉四逆湯主之。

下利清穀。裡寒外熱。汗出而厥者。通脉四逆湯主之。下利脉沉而遲。其人面少赤。身有微熱。下利清穀者。必鬱冒汗出而解。病人必微厥。所以然者。其面戴陽。下虚故也。

吐下已斷。汗出而厥。四肢拘急不解。脉微欲絶者。通脉四逆加猪胆汁湯主之。

吐利止而脉平小煩者。以新虚不勝穀氣故也。

四逆湯

甘草二两炙　乾姜一两半　附子一枚生用去皮破八片

右三味以水三升。煮取一升二合。去滓。分温再服。強人可大附子一枚。乾姜三两。

通脉四逆湯

甘草二两炙　附子大者一枚生用去皮破八片　乾姜三两

強人可四两

右三味以水三升煮取二升二合。去滓。分溫再服。其脈即出者愈。

面色赤者加葱九莖。

腹中痛者去葱加芍藥二兩。 嘔者加生姜二兩。 咽痛去芍藥加桔梗一兩。 利止脈不出者。去桔梗加人參二兩。 病皆與方相應者。乃服之。

傷寒六七日。大下後。寸脈沉而遲。手足厥冷。下部脈不至。咽喉不利。吐膿血。泄利不止者為難治。

麻黃升麻湯

麻黃二兩半去節　升麻一兩一錢　當歸一兩一分　黃芩

萎蕤各六銖　芍藥　知母十八銖　天冬去心　桂枝去皮

茯苓　甘草炙　石膏碎綿裹　白朮　乾姜各六錢

右十四味。以水一斗。先煮麻黄一二沸。去上沫。内諸藥。煮取三升。去滓分温三服。相去如炊三斗米頃。令盡汗出愈。

四逆湯證下

手足厥冷。脉細欲絶者。當歸四逆湯主之。

當歸四逆湯

當歸　桂枝　芍藥　細辛各三兩　甘草炙　通草各二兩

大棗二十五枚擘一法十二枚

右七味以水八升。煮取三升。去滓温服一升日三服。

若其人内有久寒者。宜當歸四逆加吳茱萸生姜湯。

當歸四逆加吳茱萸生姜湯。

即前方加吳茱萸一升生姜半斤切片

右九味以水六升。清酒六升。和煮取五升。去滓。温分五服。

凡厥者。陰陽氣不相順接。便為厥。厥者手足逆冷是也。

諸四逆厥者。不可下之。虛家亦然。

傷寒五六日。不結胸腹濡脉虛復厥者不可下。此為亡血。下之死。

病者手足厥冷。言我不結胸。小腹滿按之痛者。此冷結在膀胱關元也。

傷寒脈促，手足厥者，可灸之。

傷寒六七日，脈微，手足厥冷，煩躁，灸厥陰。厥不還者，死。

○右論厥陰脈證

發汗若下之，病仍不解，煩躁者，茯苓四逆湯主之。

茯苓四逆湯

茯苓四兩　人參一兩　附子一枚，去皮，生用，切八片　甘草二兩，炙　乾薑一兩五錢

右五味，以水五升，煮取三升，去滓，溫服七合，日二服。

下後復發汗。晝日煩躁不得眠。夜而安靜。不嘔不渴。無表証。脉沉微身無大熱者。乾姜附子湯主之。

乾姜附子湯

乾姜一兩　附子一枚去皮生用切八片

右二味以水三升。煑取一升。去滓頓服

下之後復發汗。必振寒。脉微細。所以然者。内外俱虚故也。

○右論四道加減證

呉茱萸湯證

少陰病。吐利。手足厥冷。煩躁欲死者。呉茱萸湯主之。

傷　寒

乾嘔吐涎沫。頭痛者。吴茱萸湯主之。不頭痛者半夏乾姜湯主之

食穀欲嘔者。屬陽明也。吴茱萸湯主之。得湯反劇者。屬上焦也。

吴茱萸湯

吴茱萸一升湯洗七次　人參三兩　生姜六兩　大棗十二枚

升　煮取二升。温服七合。日三服。

乾嘔穀不得下者。小半夏湯主之。

反胃嘔吐者。大半夏湯主之。

反胃吐而渴欲飲水者。茯苓澤瀉湯主之。茯苓·桂枝　白术

澤瀉　甘草　生姜

乾嘔噦，若手足厥者，橘皮湯主之。橘皮 生姜

噦逆者，橘皮竹茹湯主之。橘皮 竹茹 大棗 生姜 甘草 人參

白通湯證

少陰病下利，脉微者，與白通湯。利不止，厥逆無脉，乾嘔煩者，白通加豬膽汁湯主之。服湯後，脉暴出者死，微續者生。

白通湯

葱白四莖 乾姜一兩 附子一枚去皮生用

右三味，以水三升，煮取一升，去滓，分溫服。

白通加猪胆汁湯

本方加人尿五合　猪胆汁一合。

和令相得。分温再服。無猪胆汁亦可服

下利手足逆冷無脉者。灸之不温。若脉不還。反微喘而死。

下利後脉絶。手足厥逆。晬然脉還。手足温者生。脉不還者死。

黄連阿膠証

少陰病。得之二三日。心中煩不得臥。黄連阿膠湯主之。

黄連阿膠湯

黄連四兩　阿膠三兩　黄芩　芍藥各二兩　鷄子黄二枚

右五味以水六升。先煮三物。取二升。去滓。内阿膠烊盡。小冷。内雞子黄。攪令相得。温服七合。日三服。

豬苓湯證

少陰病。下利六七日。欬而嘔渴。心煩不得眠者。豬苓湯主之。

豬苓湯

豬苓　澤瀉　茯苓　滑石　阿膠各一兩

右五味。以水四升。先煮四味。取二升。去滓。内阿膠烊盡。温服七合。日一服。

陽明病。若脉浮發熱。渴欲飲水。小便不利者。豬苓湯主之。

陽明病。汗多而渴者。不可與豬苓湯。以汗多胃中燥。豬苓湯復利其小便故也。

　　猪膚湯證

少陰病。下利咽痛胸滿心煩者。猪膚湯主之。

猪膚湯

　　猪膚一兩

右一味以水一斗。煮取五升。去滓。加白蜜一升。白粉五合。熬香和

令相得。溫分六服。

　　○附咽痛諸方

少陰病。二三日咽痛者。可與甘草湯。不差者。與桔梗湯。

甘草湯

甘草二兩

右一味，以水三升，煮取一升半，去滓，分溫再服。

桔梗湯

甘草　桔梗各二兩　餘同前法

少陰病，咽中痛，半夏散及湯主之。

半夏散　半夏　桂枝　甘草

右三味，各等分，各擣篩已，合治之，白飲和服方寸匕，日三服。若不能散服，以水一升，煎七沸，内散方寸匕，更煮三沸，下火，令少冷，少少嚥之。

少陰病。咽中傷。生瘡不能語聲不出者。苦酒湯主之。

苦酒湯

半夏十四枚洗破如棗核大　鷄子一枚去黄存白留殼中

右二味內半夏苦酒著鷄子白。以鷄子置刀鐶中。安火上令三沸去滓。少少含嚥之。不差。更作三劑。

四逆散證

少陰病。四逆。泄利下重。其人或欬或悸。或小便不利。或腹中痛者。四逆散主之。

莆田國医専科学校講義

傷寒

（二册）

1945

民國三十四年五月室訂

病理溫病藥物傷寒方劑

斷病理溫病[illegible]常識

溫病方劑病理體育

[illegible]大方劑診斷藥物傷寒

傷寒論約緒言

於傷寒論一書。自唐宋至今。註釋者奚止百家。舊醫多是引經據典。尋章摘句。文多浮泛。不尚實驗。近代新醫盡食西人糟粕。過於崇飾。文多新穎。而尚形跡。雖古今註釋如林。未嘗有正傷寒類傷寒之分。不明界限。皆是隨文敷衍。致讀傷寒者見聞淆亂。莫衷一是。猶大海茫茫。不分涯涘。未免有望洋之嘆。夫學問必由博返約。方有準繩。殊不知仲景傷寒本文。原有十六種。其餘發狂、譫語、鄭聲、結胸、痞滿等症。皆

傷寒　一

繫十六種正病傳變所致。豈可概作傷寒稱之。尚有類傷寒四症。即痰症、傷食、虛煩、腳氣。及新增類傷寒四症。即瘟毒、瘀血、勞發、小兒痘疹。皆因西晉王叔和以斷簡殘編而補方造論。成無己以順文註釋而集成全書。不分條目。依舊混爲一統。貽誤萬世。余不揣譾劣。擬將廬山面目復其本真。劃出正類傷寒治法及傳變諸症。六經標本諸病。條分縷晰。編輯成書。顏曰傷寒論約。俾學者識得傷寒門徑。然後進讀仲景本論。胸中自有成竹。所望學者功深養到。貫通歸一。毋以其近而忽之也。

民國二十四年四月既望游陽林　囊翰學撰

傷寒論約目錄

正傷寒治法十六種

類傷寒四症

新增類傷寒四症

傷寒　二

一瘟毒　二瘀血　三勞瘵　四痘疹

傷寒諸症

發熱　惡寒　背惡寒　惡風
寒熱　似瘧　潮熱　自汗
盜汗　頭汗　手足汗　無汗
頭痛　身體痛　脇痛　項强
頭眩　頭重　咽痛　咽癢
身癢　耳聾　胸脇滿　心下滿（附結胸 痞氣 臟結）
腹滿　少腹滿　臍痛　煩

虚煩　煩燥　不得眠　欲寐

懊憹　拘急　舌苔　衄血附火陰衄

吐血　噦附噫氣　呃逆　咳嗽

喘　嘔吐附乾嘔　悸　振

戰慄　短氣　渴附舌乾口燥　發黃

發狂　如狂　驚狂　陰燥

發癍　霍亂　鄭聲　讝語

動氣　瘈瘲　鬱冒　自利

不大便　大便自利　小便自利　小便難

傷寒　　三

小便數　四逆附厥　畜血　遺尿　搖頭

不仁　直視　筋惕肉瞤　熱入血室

吐蚘　狐惑　漱水不下咽　饑不欲食

過經不解　百合病　懷病　勞復

陰陽易病　發頤　厥　痓　表症

裏症　表裏俱見症　無表裏症　陽症

陰症　陽毒　陰毒　六經見症

傷寒治例

傷寒六經標本　傷方諸方　書後跋

傷寒論約

游陽林雨人龍安撰述

正傷寒治法十六種

仲景傷寒正名祇此十六種其餘發狂譫語鄭聲結胸痞滿等症皆繫十六種正病傳變所致不得統以傷寒稱之

一　傷寒

傷寒者。冬時觸冒寒邪。而病即發者也。其症頭項痛。腰脊强。發熱惡寒。不煩燥。無汗。脈來浮緊而濇。若在冬時。霜降後及春分。宜用麻黃湯。

二　傷風

傷風者。感冒風邪也。其症頭痛身熱。惡風自汗。煩躁。

傷寒

17

傷寒

脈來浮緩。宜桂枝湯。脈緊而濇無汗惡寒者。傷寒也。緊為惡寒。濇為無汗。然寒傷營。營屬陰。陰主閉藏。是以無汗。故用麻黃輕揚以發表。浮緩惡風者。傷風也。浮為傷風。緩為自汗。故用桂枝甘溫以解肌。

三　傷寒見風

傷寒見風者。其人初感於寒。繼中於風是也。外症寒多熱少。不煩躁。脈當浮而緊。今反浮而緩者。此傷寒而見風脈。乃營衛並傷之症也。宜調營理衛法。

四　傷風見寒

傷風見寒者。其人先中於風。而重感於寒是也。外症惡風發熱。煩躁。脈當浮而緩今反浮而緊。此傷風而見寒脈。亦營衛並傷之症。俱用大青龍湯。或冲和湯加減治之。

五　濕

病有傷濕。有中濕。有風濕。傷濕者。濕傷太陽膀胱經者是也。中濕者。濕中太陰脾經。或腎經者是也。風濕者。或先傷於濕。後傷於風。風濕相搏而為病者是也。

蓋東西嶺下之地。水多聚焉。居其處多濕。或中霧露

傷寒　　　　五

是名中濕。此脾經與腎經受病也。其症一身盡疼發熱身黃。脉沉而緩。治以燥濕可也。或素有濕。又中於風。是為風濕。其症肢體疼痛。難以轉側。脉沉而濇。治宜微表以去其風。行燥以去其濕。大抵治濕之法。咸用羌防以勝之。二朮以燥之。苓澤以滲之。或用附子以溫之。看所挾風寒濕熱之有無。及上下微甚以治之。切不可大發汗。汗之則風去濕留。又不可下。下之則頭上汗出。微喘而死矣。

六　濕溫

濕温者。其人素傷於濕。又中於暑者也。其症兩脛逆冷。腹滿多汗。頭目痛。或妄言。切不可發汗。發汗則使人不能言。耳聾。不知痛處。身青面色變。名曰重暍。宜白虎加蒼朮。去暑燥濕故也。

七 風温

風温者。其人素傷於風。復傷於熱。風熱相搏故也。其症四肢不收。頭痛身熱。常自汗出。治在少陰厥陰。仲景曰。汗出身熱者為風温。治宜辛凉疏風解熱為主。切不可汗。汗之則發讝語。又不可下。下之則小便難。

更不可温鍼。温鍼則耳聾而難言矣。濕温汗之名重暍。風温汗之多致死。但取小汗清解表裏爲佳。

八　冬温温毒

冬温者。冬感温氣而成。即時行之氣也。何者。冬令嚴寒。而氣候反温。熱入觸冒之名曰冬温。冬温之病與傷寒大異。以温則氣泄。是失其閉藏之令矣。故古人用補中益氣帶表藥以治之。　温毒者。或冬令嚴寒觸冒寒邪。待天氣暄熱而發。或傷寒之熱未已再遇温熱。變爲温毒。温毒爲病最重也。治宜寒涼大解其

熱若邪熱日深。毒氣不泄。發為癮疹痳爛。與時氣發斑。其病尤重。或升麻葛根湯化斑湯治之

九　中暍

中暍者。夏月所得熱病也。與傷寒相類。與熱病相同。其症身熱。大渴自汗。煩躁不甚惡寒。身體疼痛者是也。蓋中暍者。熱傷太陽經。中暑者。熱傷心脾經也。雖與傷寒相似。切不可作傷寒治之。然手足雖冷。脈息雖虛。又不可用熱藥。宜清心利小便。或用清暑之藥可也。　活人書曰。夏日有四症。傷寒、傷風、脈症互見

傷寒、

中暑熱病。疑似難明。然脈緊惡寒。謂之傷寒。脈緩惡風。謂之傷風。脈盛壯熱。謂之熱病。脈虛身熱。謂之傷暑。醫者不可不明辨。又有饑飽勞役之症。以致肌膚燥熱。大渴引飲。面紅目赤。脈洪而虛。重按全無者。此血虛發熱也。症類白虎。惟脈不長實為異耳。悞服白虎者必死。故東垣用當歸補血湯治之。嗟乎。中暑固類傷寒。奚殊不知有類中暑者。可不慎歟。

十　溫病

溫病者。冬時感冒寒邪。不即時而病。藏於肌肉之中至春温暖而發者是也其症發熱而渴不惡寒者為温病也或用升麻葛根湯或用葛根解肌湯大抵治温病之法無正汗之理此怫鬱之熱自內達外無表症明矣宜辛平之劑發散之

十一 熱病

熱病者冬傷於寒不即發至春又不發鬱而至夏發者是也其病身熱頭痛煩渴不惡寒脈洪而盛蓋因夏月時熱與邪偕旺苦辛寒清解為主寒邪鬱久化熱經曰熱病者傷寒之類也故主苦辛寒法以救之

温病熱病。其脉洪大有力。此陽症見陽脉也。若脉來沉微細小。此陽症見陰脉也。必死。經曰温病穰穰大熱。脉小足冷者死。

十二　晚發

晚發者。清明後夏至前而發者是也。其症身熱頭疼。或惡風惡寒。或有汗無汗。或煩燥。脉來洪數。又由冬時感寒所致。比之温熱。熱症稍輕耳。不宜峻劑。宜解邪熱。通用梔子升麻湯加減治之。

十三　瘧病

痙病者。太陽經傷風重感寒濕而致也。又曰。大發濕家汗則成痙。其症頭項強直。身熱惡寒。搖頭噤口背反張者是也。外症發熱惡寒。與傷寒相似。但其脈沉遲弦細。兩目圓張。而項背反張強硬。如發癇之狀。當視其有汗無汗。以分剛痙柔痙。若無汗惡寒名柔痙。桂枝加葛根湯。如汗下太過。重亡津液。以致筋脈失養。不柔和而變痙者。又宜補養氣血為主。更有產後或金瘡。一切去血過多之症。皆能成痙。亦補當養為先。此則似痙而非痙者。豈為一例而用風藥悞之

十四　温瘧

温瘧者。由傷寒之熱未已。再感於寒。變為温瘧。或過經壞病。變為温瘧。而寒熱羈留者。皆因寒熱相搏而成。治宜散寒解熱為主。並用加減小柴胡湯。如熱多倍加柴胡。寒多倍加桂枝。而或柴胡葛根散其寒。石膏知母解其熱也。

十五　時行

時行者。謂春應暖而反寒。夏應熱而反涼。秋應涼而反熱。冬應寒而反温是也。蓋四時不正乖戾之氣流行其間。而有其氣。是以一歲之中。長幼之病相似。此則時行之氣也。其外症有類傷寒。治宜解散。並用升麻葛根湯。然時行猶外入之感冒。而溫疫乃內出之邪毒也。

十六　寒疫

寒疫者。非時感冒之暴寒。亦時行之氣也。傷寒例曰。春分以後。至秋分節前。天有暴寒。皆時行寒疫也。其症憎寒惡風。頭痛身熱。或用消風百解散。或用六神通解散。加減。大抵此病與溫病及暑病相似。但治法有殊耳。然温暑之熱自内而出。寒疫之邪寒抑陽氣。為外感者也。故治宜解表。若温暑又兼表裏者也。

類傷寒四證

一　痰證

痰者津液所化。蓋由風傷肺、肺氣不清而生痰。濕傷脾、脾氣凝濁而成痰、其人亦憎寒壯熱。惡風、自汗。但胸膈痞滿。氣上冲、咽不得息。昏悶而氣上冲。故雖類傷寒。但頭不痛。項不强。或寸脉浮滑。或况伏為異爾。宜瓜蒂散。或稀涎散。或北常山蔓麴食。誘吐其痰而寒熱自已。

二 傷食

傷食類傷寒者。以其亦有發熱惡寒頭痛等證。但非若傷寒之甚者也。其證或兼惡食。或噫氣作酸。或脘中飽悶作痛。氣口脈緊者是也。宜保和丸、山查、麥芽、鷄內金、穀芽之屬以消食。

三 虛煩

煩者熱也。心中鬱鬱不安。故謂之煩也。蓋緣其人素弱有勞損。因而損氣。氣衰則精虛。精虛則火旺。即內經所謂生内熱也。以内有熱則應於外。然雖發熱而無惡寒頭疼身痛等證。治宜補中益氣湯加黄柏。

四 脚氣

脚氣類傷寒者。以其發熱頭疼身痛等證。但初起足脛腫痛。或足膝屈强不能移動為異耳。其病始於受濕。復感挾風寒暑熱而成。故陳無擇曰脚氣不專主一氣。亦不專在一經。若有汗走注為風勝。無汗拘急為寒勝。濕腫滿重著為濕勝。煩渴熱蒸為暑勝。若四氣兼中。但推其多者為勝。又曰足脛紅赤而腫者濕勝也。黄白内腫者寒濕也。大法用二术以燥濕。芩柏以清熱。歸芎以調血。木香檳榔以行氣。烏附行經絡以除濕散寒。羌獨利關節以散風勝濕。防己牛膝使之下行。引以去濕消腫。更看所挾風寒暑熱之有無微甚。及在表在裏。總當於腳氣門中求之。切不可用補劑及湯藥淋洗。并冷藥擁罨。使毒氣上入心腹胸痹氣喘而死矣。

新增類傷寒四證

一　瘡毒

瘡毒初生。必有寒熱交作。不可作傷寒治之。蓋癰毒浮於肌表。脈亦浮數。經絡爲邪壅遏。身亦發熱。熱毒居表。陽氣不能衛外。故亦惡寒。其人起居飲食如常。或偏著一處痛者。此即癰毒病也。嘗驗其頭面身體手足。若有痛處或紅腫。或堅塊。或疔毒者。須覓瘍科醫書治之。

二　瘀血

瘀血類傷寒者。以其虛寒虛熱故也。蓋因素有痰火。或胯旁或臍下。略有動作。必腫硬疼痛。脈來弦數無力者為異也宜調氣養血活血有熱者或滋陰降火清痰。

三、勞發

勞發有類傷寒。以其虛寒虛熱故也。其人或因於勞倦。或傷於七情酒色。以致精神疲憊營衛失司惡寒發熱骨節疼痛。其脈或浮弦虛數或弦濇沉緊或搏堅。皆其候也。治當察其陽虛陰虛。上損下損。以分臟性之陰陽喜惡而調理之。總當於金匱虛勞門中求之。

四、痘疹

傷寒　十三

凡幼稚之兒。並長成之輩。忽然發熱憎寒。頭痛身痛。唇紅面赤。狀類傷寒。不可遽施汗下。須問其曾否出痘出痲。如未出。當驗尻骨耳尖並足心皆冷者。再觀耳後有紅脈赤縷。即用痘疹金鏡錄痲科活人書治之。或專門痘疹調治之。

傷寒諸證及變症

發熱

傷寒發熱者。怫怫然發於皮膚之間。熇熇然散而成熱者是也。與潮熱寒熱煩躁之熱不同。煩躁之熱。熱在内也。潮熱之熱。有定時而熱。不失其時。寒熱之熱。寒已而熱。相繼而發。至於發熱。則無時而發也。然有翕翕發熱。蒸蒸發熱之異。翕翕發熱者。若合羽所覆。明其熱在外也。故與桂枝湯汗以散之。蒸蒸發熱者。若薰蒸之蒸。明其熱在内也。故與調胃承氣湯下以除熱。然發熱屬表者。即風寒客於皮膚。陽氣怫鬱所致也。發熱屬裏者。即陽氣下陷入陰中所致也。觀其熱所從來。而汗下之證明矣。若熱先自皮膚發者。知邪氣在外者也。熱先自裏而達於表者。知邪氣在表者也。舉斯二者。則邪之在表在裏又明矣。惟其在表在裏俱有發熱。故半表半裏亦有發熱。何者。以表證未罷。邪氣傳裏。裏未作實。是爲半表半裏。然同一發熱也。或始自皮膚而漸傳爲裏熱。或始自內熱而外達於肌表。故邪氣在表而發熱者。表熱而裏不熱也。邪氣在裏而發熱者。裏熱甚而達於表也。其在半表半裏而發熱者。則表裏俱發熱者也。難經云。發熱惡寒者。發於陽也。無熱惡寒者。發於陰也。然太陰厥陰皆不發熱。太陰傷寒手足自溫。非熱也。惟少陰病始得之。雖有發熱之證。亦脈沉下利手足冷為異耳。故與麻黃附子細辛湯汗以散之。然有汗後發熱者。或表邪未盡。或裏證已具。或邪在半表半裏之間。有下後發熱者。或宿垢未盡。或丸藥誤下。有勞動發熱者。名勞復。蓋因新瘥後津液未復。血氣尚弱。或語言以傷氣。思慮以傷神。邪熱隨至。原病復舉。當調和營衛。清解邪熱為佳也。有食後發熱者。須滌邪扶正消食為妙也。雖然。發熱傷寒之常也。如有陰陽俱虛。及下利與新汗後。又皆忌其發熱也。豈可一概論也。經云。

脉陰陽俱虛。熱不止者死。下利發熱者亦死。又云。汗出輒復熱。而脉躁疾。不爲汗衰。狂言不能食。此名陰陽交。交者死也。斯亦發熱也。詎可與尋常發熱同日而論耶。

惡寒

傷寒惡寒者。風寒客於營衛之中也。惟其風寒客於營衛。則灑淅然惡寒也。惟其營衛之受風寒。則嗇然不欲舒也。其惡寒者。非惡寒熱之寒。又非惡風也。蓋惡風見風則惡。若居密室之內。幃帳之中。則坦然自舒也。至於惡寒者。雖不見風。亦自裏寒。雖身大熱。亦欲近衣。始發之間。戰慄鼓頷。甚則體振肌膚粟起。毫毛畢直。雖在幃帳之中。重衣厚被。亦不能禦其寒也。且寒熱之寒。謂寒熱更作。熱至則寒無矣。其惡寒者。雖身發熱。而不欲去衣。甚至向火覆被。猶不遏其寒也。所以然者。由陰氣上入陽中。或陽微。或風虛相搏所致。一切惡寒屬表。若下證悉具。而微惡寒者。是表猶未解。當先解表。乃可攻裏也。經云。發熱惡寒。發於陽。無熱惡寒。發於陰。如傷寒或已發熱。或未發熱。或

傷寒　　十六

未發熱。若先惡寒。必繼之以發熱。此則發於陽。若惡寒而踡臥。脈細而緊。此則發於陰也。在陽者可發汗。在陰者可溫裏。惡寒雖悉屬表。而在裏自有虛實之別。若汗出而惡寒者為表虛。可解肌。無汗而惡寒者為表實。可發汗。如汗後仍不解。反惡寒者虛故也。芍藥甘草附子湯主之。如或少陰病惡寒而踡臥。手足厥冷。自利煩躁。脈不至者。又為不治之證。　按發熱惡寒。明是傷寒之候。然亦有近似傷寒者。如脈浮而數。發熱惡寒。或膈實嘔吐。噫噯吞酸。是傷食證

也。脉浮而弦。發熱惡寒。或惡食。是欲作瘧也。由是觀之。發熱惡寒之證。豈同一而語哉

背惡寒

人身背為陽。腹為陰。背惡寒者。陽氣不足也。陰寒氣盛故也。若風寒在表而惡寒。則一身盡寒矣。若陽氣衰。陰氣盛。寒邪在裏。口中和。無熱。而背惡寒者。屬少陰也。宜溫之。附子湯主之。若陰氣微。陽氣盛。熱邪陷內。口燥熱。而背惡寒者。屬陽明也。宜清之。白虎加人參湯主之。二者均自背惡寒也。有陰陽寒熱之不同

傷寒

而於口中潤燥得之。

惡風

傷風惡風者。見風則怕。在密室無風之中。無所惡也。蓋因風邪傷衛。衛氣虛弱。腠理不密。所以汗出而惡風也。黄帝鍼經曰。衛氣者。所以温分肉。充皮膚。肥腠理。司開闔者也。若風邪中於衛。則必惡風。何也。風則傷衛。寒則傷營。衛為風邪所中。分肉不温而熱矣。皮毛不充而緩矣。腠理失其肥。則疎而不密。開闔失其司。則泄而不固。是以惡風也。然惡風惡寒二證。均為表證以惡寒與惡寒比之惡寒者嗇嗇然而憎寒即不當風而自惡寒。然惡風者。得居密室之中。幃帳之內。舒緩而無所畏也。或用扇。或當風。則淅淅然而惡此為惡風也。惡寒者有屬於陽。有屬於陰。若是惡風。悉屬於陽。非若惡寒有陰陽之別也。故三陰之證並無惡風者是也。然惡風雖悉屬表。而發散又有不同。若無汗而惡風為傷寒。當用溫藥發其汗。若汗出而惡風為中風。較傷寒。為重。傷則只傷皮毛。中則深入肌腠。當解其肌。如柴葛解肌之意。若下證悉具。而惡

傷濕

風。未罷者。當先解其外也。又有汗多亡陽。與風濕之病。皆有惡風之證。若用藥發汗過多。遂漏不止。衛虛亡陽。惡風脉浮者。必以桂枝加朮附湯。溫經而固衛氣。若風濕相搏。骨節煩痛。濕勝自汗。皮膚不密。惡風短氣。必以甘草附子湯。散其濕而固其衛。由是觀之。惡風屬衛明矣。

寒熱

傷寒寒熱者。謂往來寒熱也。內經云。血弱氣虛。腠理受邪。陰陽相勝。邪正相爭而作矣。若邪氣之入也。而正氣不與之爭。但熱而無寒也。今熱而寒者。謂正氣與邪氣分爭。於是寒熱作矣。爭則氣鬱不發於外。而寒熱爭焉。爭甚則憤然而熱。故寒已而外熱作焉。斯乃寒熱之理也。或謂寒熱者。陰陽爭勝也。以陽勝則熱。陰勝則寒。斯乃陰陽之爭也。何則以寒為陰。而熱為陽。以裏為陰。而表為陽。邪之客於表者為寒。邪與陽爭則為寒矣。邪之入於裏者為熱。邪與陰爭則為熱矣。其邪半在表半在裏。外與陽爭而為寒。內與陰爭而為熱。是則表裏不拘。內外不定。或出或入。由是寒熱且往且來而間作也。是以往來寒熱。多屬半表半裏之證。一云陽不足則陰邪出表而與之爭。故陰勝而為寒。陰不足則陽邪入裏而與之爭。故陽勝而為熱。邪居表多則多寒。邪居裏多則多熱。邪在半表半裏則寒熱平半矣。審其寒熱多少。視其邪氣淺深。俱用小柴胡湯和之。若寒多加桂枝。熱多加大黃。是大法也。

似瘧

傷寒似瘧者。與發熱惡寒往來寒熱相似。而實非也。

寒熱似瘧者。作止有時。若往來寒熱則作止無時。或往或來。一日有至三五次而發者。甚者十數次發者是也。至於發熱惡寒者。為發熱時惡寒並不見。惡寒時發熱亦不見也。不若彼往來寒熱。寒已而熱。熱已而寒也。然有太陽似瘧。有陽明似瘧。有厥陰似瘧。有婦人熱入血室似瘧。證雖同而用藥則異也。

潮熱

傷寒潮熱者。若潮水之潮。其來不失其時。一日一發。日晡時至者是也。若有一日三五發。即是發熱。非潮

傷寒

二十

術矣

熱也。潮熱者。以表邪傳至陽明胃腑。胃實而發潮熱。當發熱於午後未申酉戌之時也。蓋陽明旺於未申時。所以發於日晡。是日晡所發潮熱者。屬陽明病也。惟其陽明腸胃燥實。故潮熱為可下之證。經云潮熱者胃實也。又曰。潮熱者。此外邪欲解可攻下其裏邪。又曰。若熱不潮而無時。未可與承氣等方下之。雖然潮熱屬裏實可下之証。或脉浮而緊。潮熱而利。或小便難。大便溏。與夫潮熱於寅卯時則屬少陽。潮熱於巳午時則屬太陽。是皆有表邪。未全入裏。尤須解表。

待小便利大便硬而燥渴者方可攻下之

自汗論

傷寒自汗者。不因發散而自然汗出者是也。蓋衛為陽。能護衛皮膚為之緩。腠理為之疎。由是津液妄泄濈濈然潤。漐漐然出。謂之自汗也。故曰風暑濕邪干之。皆令人自汗。汗字從干。由邪氣干於衛氣。氣不能衛固於外之故也。惟傷寒人獨不出汗。因寒傷榮而不傷衛。以寒氣收藏固也。若寒漸入裏。傳而為熱。亦令汗出。而熱則榮衛通。腠理開。而汗泄矣。然自汗之

傷寒 三

病。有表裏之別。虛實之異。若汗出惡風。及微惡寒。皆表未解。必待發散而後愈。太陽傷風則惡風自汗。傷濕則身重自汗。中暑則脈虛自汗。中暍則煩渴自汗。濕溫則妄言多汗。風溫則鼾睡自汗。霍亂則吐瀉自汗。柔痓則搐搦自汗。陽明則潮熱自汗。陰虛則身倦自汗。亡陽則遂漏不止自汗。溫病則亡陰自汗。至於汗不止而惡風。及發汗後惡寒者。又皆表之虛也。必待溫經而後愈。諸如此類。皆邪氣在表也。若汗出不惡寒者。此為表解而裏未和也。經曰。陽明發熱汗出。此為越熱。又曰。陽明病發熱。汗多者急下之。又非若邪氣在表。而汗出之不可緩也。傷寒自汗之證。為常也。設或汗出髮潤。與其出之如油。或大如貫珠着身出、而不流者。皆為不治之證也。必手足汗出俱周遍身悉潤漐漐然。一時間許。煩熱已而身涼和。乃為佳矣。此則陰陽氣和。水升火降。榮衛通流。邪氣出而解者也。內經云。陽之汗。以天地之雨名之。此之謂也。

盜汗

盜汗者。謂睡去則出。醒來則止。然雜病盜汗責其陽

傷寒

虛傷寒盜汗由邪氣在半表半裏使然也何則以邪氣在表干於衛中則自然汗出此則邪氣侵行於裏外連於表睡則衛氣行裏表中陽氣不緻津液得泄故睡則汗出覺則氣散於表而汗止矣且自汗有虛有實而盜汗悉皆和表而已昧寐則陽擾於陰則汗出宜抑陽固陰。

頭汗

頭者諸陽之會邪搏諸陽津液上湊則汗見於頭也[illegible]熱[illegible]裏[illegible]汗出謂之熱越今療熱

在裏不能發越發熱於陽故令頭項出也何者以之陰之經至頸而還不循於頭獨諸陽脈上循於頭耳夫頭汗者五内乾枯津液衰少慎不可再汗也一云溼欲發黃先出頭汗則頭之證發黃證也治宜清裏濕熱又有水結而頭汗出者宜溫散水氣若半表半裏而頭汗出者當和營衛其或瘀血在裏或熱入血室并虛煩之證皆令頭汗或吐或下以其去邪或小便不利濕家下後又以為陽脫而不可治也

手足汗

手足而四肢也四肢乃諸陽之本而胃主四肢手指仰出者是陽明之證也然有自汗出有頭汗出有手足汗出者悉屬陽明也何者若一身汗出謂之熱越是熱外達者也若頭汗出是熱不得越而熱氣上達者也今手足汗出爲熱聚於胃逼其津液而旁達於四肢者也或謂熱聚於胃故手足汗出矣而寒聚於胃獨無汗出者何故經曰蘊熱則燥屎譫語手足汗出者承氣湯主之挾寒則水穀不分手足冷自出者生理之不同。

無汗

傷寒無汗何以形之，蓋腠理者，津液湊泄之所謂腠，文理縫會之中，疏理。如津液為風暑濕氣所干，外腠皮腠則為自汗。若寒邪中經，腠理緻密，津液內滲，則為無汗。然無汗之由，又有數種，如寒邪在表及邪氣行于裏，或水飲內蓄，與夫亡陽久虛，皆令無汗者也。如或當汗不汗，服湯劑病證仍在，至之劑不汗者死。

頭痛

頭痛者，寒邪入太陽經，邪氣上攻於頭所致也。蓋五

針作實火

陽之脈皆上於頭而頭疼獨太陽為專主也若太陰少陰之脈至頸而還不上循頭明無頭疼之證惟厥陰之脈循喉嚨入頏顙連目眥上出額雖有頭疼都與身汗故發熱惡寒頭痛者太陽也至於頭痛不大便潮熱譫語者承氣湯主之頭痛口苦脈弦者小柴胡湯主之頭痛吐涎沫者吳茱萸湯主之詩載陰厥於寒而頭痛與夫痛連入腦手足青至節之為真頭痛而不可治也

身體痛

身體痛者蓋因風寒入於肌膚孔竅閉塞血脈漸滯不知所致乃太陽經病也然有發汗温經之不同如太陽身痛惡寒發熱頭痛無汗者麻黄湯風濕身痛一身盡重莫能轉側者桂枝湯加附子陰證身痛如被杖脉沉自利者四逆湯至若脉寸遲而身痛與汗後脉沉遲而身痛者此血不足也並用黄耆建中湯勞倦之人身體疼痛者必脉虛因倦用補中益氣湯若瘡家身體痛切不可發汗汗之則痙

脇痛

脇乃少陽部分，傷寒傳至少陽則脇痛之證現矣。然有表裏水氣而脇者，有邪熱攻注而脇痛者，有食積相連而脇痛者，有積痰欬喘而脇痛者，有惡血停蓄而脇痛者之不同。

項強

項強者，頸硬而不能回顧左右者也。蓋太陽感受風寒，則經脉不利，而項為之急，頸為之強耳。是則傷寒頸項強急，乃太陽表證也，發散則解。若結胸項強，誤下之證；寒濕項強，則多痙證。一若太陽病項背強八

八無汗惡寒者葛根湯之二者均是項背强急而發散則有輕重之不同以發熱汗出惡風為表虛可解肌無汗惡寒為表實可發汗是以治之不同也

頭眩

有眩運者有眩冒者運為轉運之運此為頭旋者是也冒為蒙冒之冒此為昏迷者是也乃少陽為病以少陽屬木木能生風風主運動故時周旋而頭眩也針經曰上虛則眩下虛則厥則知是少陽表邪漸行於裏表中陽虛故有此證也然有太陽漏汗不止而

傷寒　　二十六

頭眩有陽明風病善食而頭眩有汗吐下後氣虛而頭眩有素因怯弱血少而頭眩有火盛痰上有頭眩有亞氣虛脫而頭眩有婦人經水適來而頭眩有易病真元耗奪工眩運輕則起方眩運重則臥亦旋轉矣一云不發汗吐下脈弦而眩運者小柴胡湯主之若經汗吐下後而眩運者宜用溫經之藥歛神爲治頭眩而用茯苓桂枝白朮甘草真武之類

頭重

傷寒頭重有二症有太陽惡寒項强頭疼而不能舉

宜發散寒邪有異病頭節解散而眩運不能舉宜補益真元。

咽痛

咽痛者熱毒上衝所致也宜甘桔苦酒湯主之然有陰陽之症脉浮數面赤斑斑如錦紋而咽痛吐膿血者此陽毒也脉沉遲手足冷或吐利而咽痛者此少陰也

咽痒

咽痒者或陽厥誤汗而致或寒伏於腎陰火上冲而致。

身痒

身痒者，或太陽不能作汗而致，或陽明久虛無汗而致，或厥陰似瘧不能得汗而致。

耳聾

耳聾者，少陽之經也。若未曾經汗，宜和解；沈重發汗，宜補。

胸脇滿

胸滿者，謂胸間氣塞滿悶，非心下滿也。脇滿者，謂脇下氣塞填滿，非腹中滿也。蓋邪氣自表傳裏，必先自胸膈脇肋以次至腹入胃是以胸滿多帶表症必宜發散脇滿為半表半裏症而用通利之法也大抵胸脇滿者以邪氣初入裏未停留為實氣鬱積而不行致生滿也發散和解之斯可矣若邪氣留於胸中聚而為實者非湧吐不可也

心下滿附結胸　痞氣　臟結

心下滿者謂正當心下高起滿硬者是也若不經下後而滿則有吐下之殊若下後心滿則有結胸痞氣之別一云實邪留結則為鞕為痛名結胸也虛邪留

滯則為痞滿滿而不痛名虛痞也經云病發於陽而反下之熱入於裏因作結胸病發於陰而反下之因作痞氣病發於陽者謂身熱惡寒也應宜發汗若早下之則表邪乘虛而入結於心下而為結胸也病發於陰者謂無熱惡寒也先宜解表若早下之則邪氣入於中焦而為痞氣是以結胸痞氣等症皆因下早而成當分大小寒熱水五者以治之若不按而痛或腹臍堅硬手不可近者大結胸也大陷胸湯主之心下滿按之方痛者小結胸也小陷胸湯主之若不慎

懊滿悶身無熱者寒結胸也三物白散或枳實理中湯主之懊憹煩躁舌上燥渴者熱結胸也大陷胸湯主之心下怔忡頭微汗出身無大熱揉之汨汨有聲者水結胸也小半夏茯苓湯主之大抵結胸與痞皆應下之若表未解不可攻之仲景曰當先解表待表解乃可攻之解表宜桂枝湯攻痞宜大黃黃連瀉心湯一説治痞服瀉心不愈然後可用陷胸下之節庵曰結胸因下早而成若表經非結胸也乃表邪傳至胸中未入乎腑症雖滿悶尚在於表只須小柴胡湯加

二十九

湯加枳桔是也。世醫但見心下滿，便呼為結胸，輒用利瀉之藥，反成真結胸之症。設或結胸症煩躁者，不治。臟結者，其症如結胸狀，飲食如故，時時下利，仲景無治法，故曰臟結者死。一切結胸等症，先用枳桔以寬其氣，外用薑渣揉熨法，甚良也。

腹滿

腹滿者，腹中脹滿也。脾為中央土，所以腹滿者多屬太陰症也，當分虛實而治。經曰：腹滿不減者為真裏實，當下之；腹滿時減者，為裏虛，當溫之。然腹雖為裏症亦有淺深之别。經曰：表已解而内不消，非大滿，猶可下，是未全入腑也。若大滿大實，堅硬燥屎，日數雖少，當下之。是邪氣陷内而爲腹脹。則口燥咽乾，陰寒入裏而爲腹脹，則吐利厥逆。一説：腹滿者，正虚邪勝，陰陽不和，清濁相混，用桔梗半夏湯最良。

少腹滿

少腹滿，即臍下滿也。若胸中滿，皆爲邪氣而非物。今少腹滿，則爲有物而非邪氣。蓋若腹中滿者，則有爲燥屎矣。經曰：清陽出上竅，濁陰出下竅。當出不出，積

而為滿是知在上而滿者氣也在下而滿者物者溺與血也如小便利者則為蓄血也小便不利者乃為溺濇之症此攻血滲利宜分兩途

腹痛

腹痛皆邪氣入裏與正氣相搏故也經曰諸痛為實又曰痛隨利減此則言其實也若虛而作痛者豈可一例視之乎大凡不可按不可揉者實也可按可揉者虛也時痛時止者虛也痛無休息者實也陽邪傳裏裏氣作實腹痛大便硬者實也陰邪入裏裏氣停

寒腹痛瀉利者虛也脉來滑大有力者實也弦細無力者虛也又當分其大腹少腹三腹而治之大腹痛者即心腹痛也為有寒邪食積屬太陰小腹痛者即臍腹痛也為有熱邪燥屎屬少陰少腹痛者即臍以下丹田穴痛為有瘀血結溺屬厥陰若陽邪傳裏而腹痛不常當以辛温之劑和如小建中湯之類若陰寒入裏而腹痛則痛無休時常欲作利當以熱劑温之如附子理中湯之類若燥屎譫語不大便腹滿而痛者宜以藥下之如承氣湯之類

煩

煩者熱也。與發熱同。而異發熱者。怫怫然發於肌表。有時而已者是也。煩者其熱無時而歇者是也。二者均是表熱。而煩熱為熱所煩。非若發熱而時發時止。故為煩熱。經曰。病人煩熱。汗出則解。又曰。發汗熱已解。半日許復煩。脈浮數者。再與桂枝湯。即此觀之。煩為表熱明矣。又曰。煩疼即是熱疼。即是熱渴也。以煩為熱。又何疑乎。至於胸中煩。心中煩。內煩。虛煩。皆為熱也。

虛煩

虛煩者心中欲吐不吐擾亂轉側不安鬱悶不舒之貌蓋因邪氣傳表故有熱中煩心中煩虛煩之別非若煩熱而為表熱也如不經汗吐下而煩則是傳經之熱不作膈實但多和解而已若因汗吐下後而煩則是內陷之煩但多湧吐而已一云先煩而悸者為實先悸而煩者為虛學者觀其熱所從來審其虛實而治則無誤矣

煩躁

煩為擾亂而煩。躁為憤怒而躁。合而言之。煩躁皆熱也。析而言之。煩也躁也。有陰陽之別焉。煩者陽躁者陰也。經曰。心熱則煩。陽盛陰虛。又曰腎熱則躁。陰盛陽虛。煩為熱之輕。躁為熱之甚也。若煩疼煩滿煩渴。虛煩者。皆以煩為熱也。若不煩而躁者。為怫怫然便作躁悶。此陰盛格陽也。雖大躁欲於泥水中卧。但水不得入口者是也。所謂煩躁者。先發煩而漸至躁也。所謂躁煩者。先發躁而迤邐復煩也。煩躁之由。又各不同。有邪氣在表而煩躁者。有邪氣在裏而煩躁者。有火劫而煩躁者，有陽虛而煩躁者，有陰盛而煩躁者。經云：當汗不汗，其人煩躁。又曰：脈浮而數，不汗出而煩躁，俱用大青龍湯主之。是邪氣在表而煩躁者也。病人不大便五六日，繞臍下硬痛，煩躁發作有時，此有燥屎也，承氣湯主之。是邪氣在裏而煩躁者也。太陽病以火熏之，不得汗，其人必躁。太陽病火熨其背，令大汗出，大熱入胃，所令煩躁，是火劫而煩躁者也。若已下復發汗，晝日不得眠，夜而安靜，不嘔不渴，無表裏症，脈沉微，身無大熱，而煩躁者，乾薑附子湯主之。

此陽虛而煩躁者也。少陰吐利。手足厥冷。煩躁欲死者。吴茱萸湯主之。此陰盛而煩躁者也。諸如此者。乃症之常。非熱也。設或結胸證具。而煩躁吐利。四逆而煩躁。惡寒踡臥。而煩躁。皆為死證。而不治也。

不得眠

夜以陰為主。陰氣盛則目閉而安臥。若陰虛為陽所勝。則終夜煩擾而不眠也。心藏神大汗後則陽氣虛。故不眠。心主血。大下後則陰氣弱。故不眠。熱病邪熱盛神不清。故不眠。新瘥後陰氣未復。故不眠。若汗出鼻乾而不得眠者。又為邪入表也。

欲寐

衛氣者。晝則陽行。夜則行陰。行陽則寤。行陰則寐。今欲寐者。蓋因陽氣虛。陰氣盛。故目瞑而多眠也。乃邪傳陰而不在陽也。然傷寒之多眠。雖屬於少陰居多。而亦有不同。如太陽十餘日脈沉細。惡寒倦卧而欲寐者。此神氣昏也。汗出身重。鼻乾語澁。目不了了而多眠者。此風溫病也。唇黑有瘡。咽乾聲嗄。默默而多眠者。此狐惑也。若汗下後。邪氣已退。正氣已復。身凉

懊憹

脉微，鼻干，只酣睡。此吉兆也

懊憹

懊憹者，心中懊憹，鬱悶不舒之貌。比之煩悶尤甚者也。蓋因表邪未解，而遽下之，陽氣內陷，於心胸之間，鬱而不發。心中腦亂不安，甚則為結胸也。若邪在心胸宜吐，在胃府宜下。已吐下後，邪氣壅塞而未盡，心中鬱悶而不舒，又當隨其虛實以治之。

拘急

拘急者，手足屈伸不便，如蜷卧惡風之貌，以四肢乃

諸陽之本因發汗亡陽陽虛而有此症也

舌胎

舌乃心之官。應南方火本紅而赤。若傷寒邪熱煎爍。則津液枯涸。是以心苗乾槁。而舌生胎矣若邪熱在表。則生白胎。邪熱在裏表則生胎刺。重或黃或黑。或濇。或滑。或生芒刺。或生裂紋者。爲熱氣之淺深者也。故白胎白而滑。邪熱漸深。胎黑而裂。邪熱尤極。病則危篤矣。大抵鮮紅濕潤者吉。燥濇乾裂者凶。又有一種陰寒症。各極反來赴大底現黑胎等症。其胎必濕冷而滑。不燥不濇。不渴不熱。脈必沉細。症必足冷。又當以四逆湯溫之。夏月人病黑胎者因時火與邪火內外交爍。尚有可生。未可斷其死。症若冬月黑胎者必死。此心傳之妙也。

一切白胎之症。用生薑片蘸蜜擦之。黃胎之症。用青布裹指蘸薄荷湯。或冷水頻擦之。至若胎黑而裂。乃水刑尅於心火也。經曰熱病口乾舌黑者死。

衄血 附少陰衄

衄血。鼻中出血者是也。蓋因經絡熱甚。陽氣擁重。迫血流行出於鼻者為衄也。然雖熱甚。邪猶在經。慎不可發汗。雖云桂枝治衄。非治衄也。正欲發散其經中之邪氣耳。故雜病衄者積熱在裏。傷寒衄者積熱在表。然衄血雖為欲解。若衄不止。而頭汗身無汗。及發熱不止。又為不治之症也。凡衄血點滴成流。名為紅汗。此邪欲解。少頃自愈。若點滴不成流。邪尚在經。未得解散。却須調治。又云。衄血一二升不止。不必驚惶。以綿紙摺疊數層。冷水浸濕。却與病人項後及鼻梁兩太陽穴上頻頻搭之即愈。陰症有衄血者何然。陰症無熱。何緣有血。經云。少陰病但厥無汗而強發之。必動其血。未定從何道出。或從口鼻。或從耳目。是名下厥上竭。為難治也。

吐血

吐血。口中出血是也。蓋因當汗失汗。邪熱入臟。積瘀於內所致也。若見眼閉目紅。神昏語短。眩冒迷妄。煩躁漱水。驚狂譫語。背冷足寒。四肢厥冷。胸腹急滿。小便自利。大便黑者。皆瘀血症也。不必悉具。但見一二便作血症主治。宜清解熱毒。使血順下則安。凡治血瘀。上焦犀角地黄汤。中焦承气汤。下焦抵当汤。

噦附噫氣

噦與乾嘔相似。噦者聲濁而長。嘔則聲短而小。皆有聲而無物出。是嘔為輕。噦為重也。經曰。木衰者枝葉枯落。土敗者隄埠崩陷。病深者聲噦。蓋因胃氣本虛汗下太過。胃氣虛冷則噦。或恣飲冷水。水寒相搏則噦。是則胃中虛寒故也。理中湯主之。又有熱氣鬱遏上塞下不通則噦。輕則和解之。疎利之。甚則溫散之。至若噦而不展者。則病篤矣。又有所謂噫氣者。胸喉間氣不得下通。然而無聲也。蓋因寒氣客胃。厥逆上行。復出於胃。故為噫也。理中湯加橘皮半夏丁香之類。

呃逆

呃逆。氣自腹中時逆上衝。纔發聲於咽喉則遽止。軋軋然連續數聲。短促不長。俗謂之呃忒。古謂之噦。非也。且其氣皆從胃中起至胸嗌之間而為呃忒也。若將呃逆亦為噦與欬逆。誤人多矣。然呃逆之病。或胃中實熱失下而作。或服寒涼太過。胃中虛冷而作。或胃中痰火衝逆而作。或水氣停蓄而作。或食積壅塞

苓湯　甘遂　芫花　十棗

武湯　茯苓　白朮　白芍　生姜　附子

咳　有声

嗽　無声

逆

而作。寒者温中以散。寒熱者疏隔以逐熱。水停者分利之。食積者消導之。痰飲者開豁之。但用引而伸之。逆而降之。推而逐之。由而順之。無不愈也。

欬嗽

肺主氣。肺為邪所干。氣逆而不下。故令人咳嗽。有肺寒而欬。有停飲而欬。有邪在半表半裏而欬。治各不同。其水欬三證。不可不辯。小青龍太陽之表水也。十棗湯太陽之裏水也。真武湯少陰之水氣也。

治肺　治脾

喘

候實　　三十八

喘者。氣逆而上行。衝衝而氣急。喝喝而息數。張口擡肩。搖身擷肚者是也。有邪在表而喘。有邪在裏而喘。有水氣之喘。在表者因太陽表邪未解所致。必心腹滿而不堅。治宜發散。在裏者因陽明內實失下而致。必心腹脹滿。治宜攻下。指掌賦云。微喘緣表之未解。喘滿而不惡寒者當下而痊。若飲水過多。水氣泛溢而喘。必心下怔忡。治宜行水。若身汗如油。喘而不休者。又為絕候。

嘔吐附乾嘔

嘔者聲物俱有而漸出吐者無聲有物而頓出較其輕重嘔甚於吐者若有聲無物為乾嘔也蓋因表邪傳裏氣上逆則為嘔也大抵傷寒嘔吐多屬半表半裏間有胃熱而嘔吐者經曰嘔雖有陽明證不可攻之為氣逆未收斂為實也若胃熱而嘔吐者脈弦數口燥渴是也胃寒而嘔吐者脈弦遲逆冷是也水氣而嘔吐者先渴後嘔膈間怔忡是也膿血而嘔吐者喉中腥腥血逆上冲是也又有所謂乾嘔者蓋因邪熱在胃脘熱氣與穀氣相併逆上冲胸故有此證大

率與嘔吐治法不遠。若太陽汗出而乾嘔。桂枝湯主自汗也。少陰下利而乾嘔。薑附湯主下利也。厥陰吐涎沫而乾嘔。吳茱萸湯主涎沫也。邪去則嘔自止矣。又有水氣之證。當以表裏別之。

悸

悸者。心中築築然動而不能自安。即名怔忡。此屬心心虛故築築然而動。若人捕焉然。悸證有九。其治法雖之。一曰氣虛。因發表太過。氣衰神弱。心虛不能自持。二曰水停心下。心火畏水不能安。三曰汗爲心液汗

之過多液去也空無所倚依各從證治或養神或補氣或溫經分水可也

振

振者聳然動搖是也蓋以汗吐下太過使氣血虛而作偽寒振振者責其虛寒至於欲汗之時其人素虛必蒸蒸而振卻發熱汗出而解振近戰者也而輕者為振矣戰則正與邪爭爭則鼓慄而戰振則虛而不至爭故止聳動而振也下後復發汗者振寒謂其表裏俱虛也血家發汗寒慄而振者謂其氣血俱虛也諸

如此者都是振態耳。甚若振振欲擗地。有聲為振搖。二者皆發汗過多之故。陽經虛不能主持身為振搖也。須大補氣血。曾用人參養營湯數服甚效。有一人身搖不得眠以十味溫胆湯倍用人參得效。

戰慄

戰慄者。陰陽相爭。肢體振動是也。經曰戰者身為之戰搖慄。則必戰是也形雖相似。實一非也。概分為二。更有內外之別焉。戰者外也屬陽。慄者內也屬陰。邪氣外與正氣爭則為戰。戰其愈者也。邪氣內與正氣爭則為慄，慄為甚者也。戰者正氣勝，慄者邪氣勝也。
一身戰之與振，振輕而戰重也。戰之與慄，戰外而慄
內也。脈者謂以為與慄非也。傷寒六七日欲解時必
人戰，而汗解也。戰則正氣勝，故得汗而解。慄則人不
戰而但心戰，搖頭鼓頷，遂以成寒逆，此陰氣內盛，正
氣虛極，不能勝邪。宜用茯苓四逆湯以救之。於經回陽
中於邪，內戰慄也。正氣內實，邪不能與爭，則便汗出而
不發戰。若邪氣欲出，其人本虛，邪與正爭，則為振，甚則
為戰。戰已發熱汗出而解矣。若正不勝邪，雖戰無汗

四十一

爲治若至未日或未夜者汗亦解也。七日或十日四或五日或十一日。忽然身熱鼓頷戰慄急與薑米湯熱飲以助陽氣須臾戰止汗出而解矣。此傷寒戰汗之謂也。至於溫熱戰汗與此傷寒大不同。溫熱戰汗。脈象或沉伏或單伏。而四肢厥冷。或爪甲青紫。是謂戰汗也。宜熟記之。多在病至六七日或旬餘者居多。其戰之時。今多飲米湯。以益其胃氣而致其汗。濟其枯燥。灌溉其渴。水滋邪氣鬆達。與汗偕行。則一戰可以成功。今時溫熱盛行。我故補此一條使學者知有别焉。

短氣

短氣者。似喘非喘。呼吸雖促。不相接續者是也。然有爲之實。有爲之虛者。有在表者有在裏者之不同。經云。趺陽脉微而緊。緊爲寒。微爲虛。微緊相搏。則爲短氣。金匱要畧云。短氣不足以息者爲實。大抵心腹脹滿而短氣。邪在裏而爲之實。心腹濡滿而短氣。邪在表而爲之虛。又有水停心下。亦令短氣。

渴附舌乾口燥

渴者。裏熱也。津液爲熱所耗。故令渴也。傷寒傳至厥陰。則爲消渴。謂飲水多而小便少也。經曰。脈浮而渴屬太陽。小青龍去半夏。加花粉。有汗而渴者。屬陽明。白虎加人參湯。便實者。宜下之。自利而渴者。屬少陰。承氣湯主之。至於厥陰。則熱之極矣。但宜下之。大抵胃實熱甚而渴者。當損其有餘。胃虛陰火上浮而渴者。當補其不足。太陰症無汗而渴者。不可與白虎陽明症汗多而渴者。不可與五苓。至若六七日。渴欲得水。此爲欲愈。宜少與之。若汗下過多。耗奪津液。亦令口渴。又有所謂舌乾口燥者。此内外枯極。熱消胃汁。宜急下之。若汗下過多。津液衰少。或病方瘥。氣血尚虛。以致心火不降。腎水不升。而口燥咽乾者。宜滋陰養氣之劑。

發黃

經曰。濕熱相交。民多病癉。癉者。單陽而無陰也。蓋因當汗不汗。當下不下。當利小便不利小便所致也。太陰脾土。濕熱相蒸。色見於外。必發身黃。若濕氣勝則如薰黃而晦。一身盡痛。乃濕病也。熱氣勝則如橘一身不痛。乃黄病也。傷寒至此。熱勢已極。且與蓄血證小腹相類。若小便不利。大便實。為發黃。小便自利。大便黑。為蓄血也。發黃宜通利小便。分導其氣。流行其濕可也。故曰治濕不利小便。非其治也。若形體烟熏。環口黎黑。柔汗發黃。又為脾絕。而不治可也。

發狂

經云。重陽者狂。重陰者癲。又曰。邪入於陽則狂。邪入於陰則癲。又曰。熱毒在胃。併入於心。使神不寧。而志不定。遂發狂也。蓋因陽症失汗。使陽熱入深。又失下使陽氣重盛，陰氣暴絶，獨陽而無陰者也。始則少臥頻起。妄起妄笑。甚則登高而歌。棄衣而走。踰垣上屋。熱莫可遏，治宜寒涼之劑勝之。傷寒至於發狂。邪熱至極。非大吐不能已也。若手足和暖。神氣清爽。脈息洪大。目睛光彩。此爲可治。若反目直視。四肢厥冷。六脈沉微。狂言不食。此爲必死。

凡發狂奔走。勢不可遏。須置火盆於病人處。用醋一椀。傾於炭火上。令其氣衝入病人鼻內。仍將薑汁噴其頭面身體手足。即安。方可察其陽狂陰躁。而施治療。

凡熱病

發狂。切不可掩閉門窗牀帳。須要揭開。候爽氣良久。遂用銅鏡按在心胸間。俟勢熱稍退即除。若熱太甚。燥渴不止。將硝一斤研細。以水一盆用青布三五塊。浸於硝水中。微攪半乾搭在病人胸膛并心上。頻頻易之。如得睡汗自愈。

如狂

如狂者。勢緩而尚能阻當。非若發狂勢凶。而不能抵禦者也。雖卧起不安。至於狂耳。經云熱結膀胱。其人如狂。此蓄血症也。治以抵當湯或桃仁承氣湯。

驚狂

驚狂。乃亡陽驚惕之狂。非若里陽奔走之狂也。盖因陽邪在表。發汗解之。而汗不行。以致津液内竭。正氣耗散。或致火床榻之下。或燒鍼灼艾。劫奪取汗。變爲此症。所以倏然而起。惕然而動。精神耗亂。肢體不妄實者煩躁不已。虛者真陽飛亡。當柴參以却熱。龍牡以收神。又當視其虛實而酌治之。

陰躁

陰證而躁者。亦如發狂狀。實非狂也。其病初起無頭疼。但煩躁欲坐泥水井中。欲陰涼處坐。躁亂不安。此陰極發熱者也。但手足逆冷。脈沉細。雖煩渴不能飲水者。為寒也。用霹靂散治之。更須冷服。甚則身發微熱。面亦戴陽。足冷煩躁。脈數無力。乃真寒下虛陽伏陰所致。宜人參四逆湯冷服。俗醫乃以面赤身

熱而誤作陽毒實熱成大害者有之矣須用凉水半盞飲之入口即吐出而不納者是也又須詳脉來有力無力者此為良法

發斑

發斑者蓋因傷寒當下失下邪熱蓄於胃而致不當下而下早邪熱乘虛入胃又有陽證誤服熱藥者熱郁焦腐而致者汗下後熱不解足冷耳聾煩悶欲嘔便是發斑之症然斑症有二一曰溫毒發斑二曰熱病發斑皆邪熱傷血血熱不散發於皮膚輕為癮

疹。重為錦紋也。俱用化斑湯主之。切不可發汗。汗則重令開泄。更增斑爛也。大抵身溫足暖。脈洪數者為順。身涼足冷。脈微細者為逆。如紅潤起發疏吉。暗晦咸危者凶。微者赤斑五死一生。甚者黑斑十死一生。夫斑之方萌。與蚊跡相似。然發斑多見胸腹。蚊跡亦見於手足。又脈必洪大。其人昏憒。先紅後赤者斑也。脈不洪大。病人自靜。先紅後黃者蚊跡也。

霍亂

經曰。有發熱頭痛身痛。惡寒而吐利並作者。此屬何病答曰。此名霍亂是也。然有乾霍亂濕霍亂之異。濕霍亂者。上吐下利。所傷之物。得以盡出而自愈矣。乾霍亂者。上不得吐。下不得利。物不得泄出。擁閉邪氣。關隔陰陽。煩擾悶亂。絞腸腹痛而死矣。大抵傷寒吐利。邪氣所傷。雜病吐利。飲食所傷。嗚呼。飲食有節。起居有常。豈至霍亂邪。飲食自倍。腸胃乃傷。發身之由。實自致耳。

鄭聲

鄭聲者。聲如鄭衛之音。不能正也。孔子曰。惡鄭聲之亂雜樂也。經曰。虛則鄭聲。蓋因汗下過多。表裏虛竭。以致陽脫陰勝。其人正氣衰而本意失精神奪。而語句重。手足並冷。神昏音短。音響糊塗。與譫語迥不相同。此症十無一治。不得已姑用獨參湯。或白通湯。

讝語

讝語者。謂呢喃之語。又作譫語。謂妄有所見而言也。皆由真氣昏亂。神識不清之所致也。又曰。表邪不散。陷入於胃。胃中熱盛。上乘於心。心為熱冒。則神氣昏亂。妄有所見而言也。輕則睡中呢喃。重則不睡亦語。

有錯語。有獨語有狂語有語言不休有語言錯亂者之不同。各以見熱之不同也。大抵熱入於胃。津涸糞燥。必發譫語。經曰。邪氣盛則實。實則譫語。

動氣

動氣者。築築然跳動者是也。蓋因其人素有積氣。偶感傷寒。醫者妄施汗吐下法。致動其氣。隨臟所主。而見於臍之左右上下。是皆真氣不足。動其當臍者。以脾為中州。發汗吐下。先動脾氣。故不待言之也。故真氣內虛。臟氣不足。慎不可汗下也。又有腎臟之氣內虛水結不散。氣與之搏。即發奔豚。通宜理中去朮加桂。以朮能燥腎水而閉氣。桂能泄奔豚故也。

瘈瘲

瘈者。筋脈急也。瘲者。筋脈緩也。急則引而縮。緩則縱而伸。或伸動而不止。名曰瘈瘲。俗謂之搐是也。然瘈瘲者。是痓也。故癲癇則瘈瘲焉。傷寒瘈瘲者。皆由汗下之後。脾土受傷。肝木時旺。肺金不能制之。是以木生火。火生熱。熱生風。風火交煽。則手足動搖而搐搦也。傷寒至此。可謂矣。治須平木降火。佐以和血脈。絃

咳屬肺

嗽屬肝

虛癆之餘，倘羸瘠減，症可治也。

鬱冒

鬱冒者，為鬱結而氣不舒；冒者，為昏冒而神不清。世謂之昏迷者是也。經曰：諸虛乘寒，而為鬱冒不仁。又曰：冒家汗出自愈。由此觀之，鬱冒為虛寒可知矣。若少陰病下利而頭眩，時時自冒者，又為死證，謂其虛極而脱也。觀其若是，幸毋忽焉。

自利

自利者，不經攻下而自然泄瀉者是也。然有協熱協

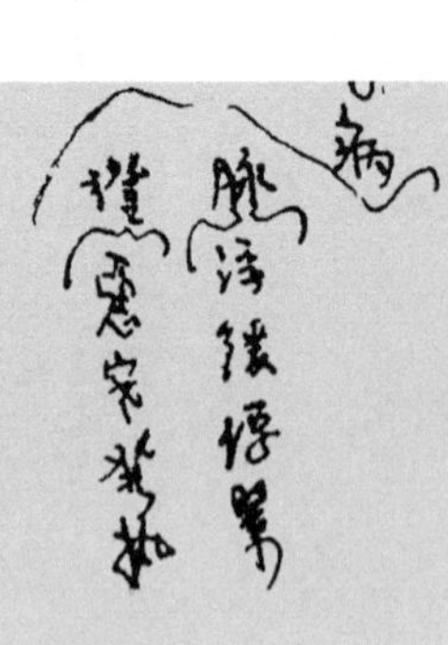

寒之別。須當形辨之。其協熱者。即表邪傳裏。裏虛協熱而自下利者是也。又有不應下而誤攻之。內虛協熱亦為下利者是也。協寒者即是陰經病。協熱利者。臍下必熱。渴欲飲者。泄下黃赤。發熱後重。脈數者是也。協寒利者臍下必痛。自利不渴。泄下清穀。脈微惡寒者是也。蓋傷寒自利多種。須識陰陽二字。如三陽下利則身熱。太陰下利則手足溫。少陰厥陰下利則身涼無熱。此確論也。大抵傷寒下利。挾太陽脈證。便不得用溫藥。俗醫但見下利便作陰症。而用溫熱之棄其不實黄生斑也幾希矣若下利而有頭疼腹痛肌熱目疼鼻乾目長者此太陽陽明合病葛根湯主之若下利而有頭疼胸滿口苦咽乾或往來寒熱脉虚而嘔者此太陽少陽合病也柴苓湯主之若下利而有心熱腸痛往來寒熱或乾嘔脉弦而長者此陽明少陽合病承氣湯主之若脉不弦者順脉弦者逆也若風邪入胃木來侮土故令暴下其治法或温或攻或清下焦或利小便切不可發汗耳或下利而發熱下利而厥逆下利而譫語下利而煩躁不得眠皆

陽明熱證在申酉戌三時

不可治也。傷寒下利，十有六七，俗人不識，呼為漏底，遂用温燥止濇之劑，以助邪變為危症，深可哀憫。

不大便

不大便，謂大便不通，蓋因熱蓄於胃，胃土燥裂，津液瀆耗，以致大便不通。若見發渴譫語，潮熱自汗，脉實脹滿等證，宜三承氣選用。若以下後，而大便仍不通者，此津液內竭，宜用蜜導或猪膽等法。若帶嘔者，未全入腑，雖有陽明症，不可攻之。若小便清者，知邪不在裏，而仍在表，亦不可攻下。若虛弱食卑，胃氣不能

太陽病證 惡寒脉浮緊 表痛項強發熱

桃黄湯 破血之方

運行而不便分輕重以消導之若痛極血少腸胃燥濇而不便者又分老壯以滋潤之。

小便自利

太陽症下焦有熱。小腹必滿。必小便不利。今反利者。血瘀譫也。抵當湯主之。陽明症自汗出復發汗。應小便少。今反利者。津液内竭也。屎雖硬不可攻之。宜蜜導法。少陰症而小便利者。虚寒證也。四逆湯主之。

不便不利

膀胱乃津液之府。氣化則能出焉。若熱蓄於下。瀰溢

木通 車前 黃柏
解膀胱熱

於中。氣因熱傷。結而不散。甚則少腹硬滿而痛。小便閉而不通也。若飲水過多。或中濕發黃。皆以利小便爲主。如汗後亡津液。汗多。則以小便爲戒。

小便難

經曰。陰虛則小便難。陰虛者。陽必湊之。蓋因膀胱受熱。故小便澀而不能流利。

小便數

小便數者。腎膀胱俱虛。而有客熱乘之也。二經既虛。致受客熱。虛則不能制水。故令數小便。數則水行澀。

澀則小便不快 故令數

四逆附厥

四逆者。四肢不溫也。厥者手足寒冷。甚於四逆也。節庵曰。邪在表則手足熱。邪在半表半裏則手足溫。邪在陰經則手足逆冷。然自熱至溫。自溫至冷。此傳經之邪也。輕則四逆散。重則承氣湯。若乃直中陰經之邪。初得病便手足厥冷。輕則理中湯。重則四逆湯。陽厥。初有頭痛身疼。發熱惡寒。怕冷便秘譫語。露手揚衣。發渴脈沉數者。承氣湯。厥陰初無頭痛身熱。惟怕寒冷。

五十二

寒戰慄。倦臥欲眠。下利清穀。引衣自蓋。脈沉遲者。四逆湯。按四逆散。方用柴胡枳實芍藥甘草。皆與寒冷之物。而治四逆之疾。是知傳經之邪。非虛寒證也。故忌用溫熱之劑。今將傳經直中兩證。分作陰厥陽厥。則四逆與厥逆判然分明矣。

蓄血

蓄血證。瘀血蓄結於內也。蓋因邪熱相攻。血留不行。故成此證也。經曰。太陽隨經瘀血在裏。血為熱搏結而不行。蓄於下焦所致也。然血蓄於上。則無善忘。血蓄於下。則爲如狂。若少腹急滿。小便當不利。今反利而大便黑者。血證諦也。宜用鹹寒苦泄膀血之劑。或抵當湯之類。若小便不利。則津液留結。可利其小便。若小便自利。則是蓄血之證。可下其瘀血也。

遺溺

膀胱不利爲癃。不約爲遺溺。右腎虛則膀胱之氣不固。故小便出而不自知也。其治法有陰陽虛實之別。若陽邪譫妄。神昏數甚而遺尿者。當清心解熱。若陰邪厥逆。脈微寒極而遺尿者。當溫腎散寒。設或狂言直視而遺尿者，又爲腎絶而不可治也。

摇頭

頭者，諸陽之會。諸陽脉皆上於頭。陽脉不治，則頭爲之摇矣。然摇頭有三：一曰摇頭言者裏痛也，以裏有痛，語言則劇，欲言而摇頭矣；二曰獨摇頭卒口噤背反張者，痙病，以風盛，以風主動摇，故主摇頭也。然裏痛非邪病也，痛使之然；痙病非厥逆也，風使之然。至於陽反獨留，形體如烟熏，直視而摇頭者，又爲心絶也。

肝主語言

心

傷寒者。蓋因表邪發熱汗出惡寒蓋不通汗出不徹頭

單過風耶。是以陽氣鬱於肌膚。蒸於頭面聚而不散

也。若陰盛而面赤者。其色黯而不光。陽盛而面赤者。

其色明而且潤。治處察其虛實。不可見面紅便作陽

火治也。

藏厥

傷寒七八日。脉微膚冷。煩躁無時暫安者。此名藏厥。

多難治。治當用四逆湯。

除中

蚘厥

五十四

傷寒欬漏下利脈微。當不能食。而反能食者。名曰除中。除中者。中氣已絕。病不可治也。

不仁

不仁者。肌膚頑麻。而不知痛癢寒熱也。蓋因汗過多。亡其營血。不能周流經絡。乃爲寒邪湊襲。血脈凝結而不仁也。設或身汗如油。喘而不休。水漿不入。形體不仁。又爲絕候也。

直視

直視者。視物而目睛不轉動者是也。傷寒至於直視。

為邪氣以極證候多難治也設或日十不了了者又為可治之證也。二者形證相近為工者宜熟思之。

筋惕肉瞤

內經曰。陽氣者。精則養神。柔則養筋。發汗過多。津液枯少。陽氣大虛。筋肉失養。故惕惕然而跳。瞤瞤然而動也。法宜溫經養營之劑。故張氏特設真武湯以救之。

熱入血室

王冰曰。衝為血室。言諸經之朝會於此。其脈起於腎下。並足陽明之絡。若衝脈得熱。血必妄行。故在男子則為下血譫語。以邪熱傳入陽明府病也。在婦人則為寒熱似瘧。以邪熱乃隨經而入也。故曰婦人則隨經而入。男子由陽明而傳。一說傷寒中風。偶遇經水適來。邪隨而入經。水適斷。血熱而結。成胸滿譫語。或往來寒熱。或如瘧狀。皆為熱入血室也。皆不可汗下。無犯胃氣及中上二焦。並用小柴胡湯。加歸芍生地丹皮以治之。

吐蚘

吐蚘者。蓋因傷寒胃虛之人。素有積冷。妄發其汗。以致胃中虛冷。饑不欲食。食即吐蚘也。先用理中湯。次用烏梅丸。待蚘已定。而熱不退。默嘔甚。脈數者。方用小柴胡湯。此證身雖躁熱。口雖燥渴。忌

用寒涼

狐惑

狐惑者猶豫不決進退之義也。蓋傷寒失汗。邪熱入腹。以致飲食少而腸胃空虛。三蟲並舉而求食。其候四肢沉重。精神困倦。惡聞食氣。默默欲卧。目閉面白齒晦。兩眉間赤白黑色變易無常。默下唇有瘡。蟲蝕下部為狐。上唇有瘡。蟲蝕其臟為惑。通用治䘌桃仁湯。

嗽水不下咽

嗽水不下咽有三。若見表證而不下咽者必作衄。以邪藏熱在經。迫血妄行也。若見表證。加之腹滿如狂。此為瘀血停留也。陰極發躁。渴欲飲冰。水入即吐。此無根之火。游於咽嗌之間。假作渴也。若能盡飲不解渴而睡卧不安者。此實火作渴也。

饑不欲食

饑不欲食者。由胃氣虛。客熱在胸中所致也。宜吐之。仲景曰。手足厥冷。脉乍緊。心煩饑不欲食。病在胸。宜瓜蒂散吐之。

過經不解

傷寒六日傳六經。為一候。七日當解。若不解。再傳至十三日。謂之過經。然去傷寒之邪。不過汗吐下三法。三法得當則隨手而愈矣。若當汗失汗。則邪氣內陷。當下失下。則邪熱留滯。傳變不已。過經而不解也亦有汗吐下後藥力欠至邪氣未盡宿垢凝結於腸胃餘毒壅塞於經絡亦致過經而不解也大法虛者視輕重而調養之實者量怯弱而再下之

百合病

傷寒病後失於調理餘邪未盡陰陽攻錯當汗反下以致為逆邪不能解故為百脈一宗舉皆受病無復經絡傳次所以欲食不食欲臥不臥欲行不行似寒無寒似熱無熱默默不知痛苦便赤藥入口即吐利愈劇如有邪祟其脈微數此為百合病故用百合等湯若溺時頭痛六十日愈溺時頭不痛淅然寒者四十日愈若溺

快然而頭眩者。二十日愈。

壞病

傷寒邪未盡。又感風寒暑濕燥火而成壞病。或汗吐下溫鍼仍不解。或小柴胡證罷而熱尚在。亦為壞病。蓋病已過經。熱留臟腑。陰陽壞亂。日久不痊。氣血漸衰。變為此證。視其何逆。以法治之。

勞復

勞為勞動之勞。復為再病之復也。蓋因傷寒新瘥。血氣未平。餘熱未淨。勞動其熱。熱氣還經。遂復熱也。非止強力搖體。持重遠行。至於梳頭洗面。憂悲思慮。皆能復也。况其過用者乎。其飲食復者。乃因多食過食內滯則復餘邪因食滯而復聚也。又曰食穀則危欲酒則劇。經曰傷寒瘥後更發熱。皆小柴胡湯和之主。脈浮數者以汗解之。脈沉實者以下解之。然傷寒之邪自外入也。勞復之邪自內發也。嗚呼。食復者勞復也。諸復可治而御內則死矣。昔顧子獻不以華數之診為信。臨死致有舌出數寸之驗。由此觀之。可不駭哉。

易病

易病者。乃陰陽交易之謂也。蓋大病方瘥。餘邪未淨。輒動淫慾。毒氣返過。互相為病也。若男病新瘥。婦人與之交。而反得病者。謂之陽易。婦病方瘥。男子與之交。而反得病者。謂之陰易。若不陰易而自病。重舉者。名曰女勞復。通用逍遥散加減。在男子則陰腫。少腹絞痛。在婦人則裏急。腰胯。里連腹內掣痛。其證熱上衝胸。氣乏身重。頭重不舉。足不能移。眼中生花。四肢拘急。百節解散。男子卵縮入腹。婦人痛引陰中。俱用燒裩散。或豭鼠糞竹皮等散。待小便利陰頭腫退為愈。若手足拘攣。舌吐而脈微離經者。又為不治之症。

發頤

傷寒汗下不徹。邪結在耳後一寸二分。或兩耳下俱腫硬者。名曰發頤。此皆餘邪熱毒不清。速宜消散。緩則腫潰矣。宜連翹敗毒散。

厥

太陽氣衰於下則為寒厥。陰氣衰於下則為熱厥。經云陽氣起於足五指之表。陽脈集於足下而聚於足心。故陽氣勝則足下熱。陰氣起於足五指之裏。陰脈集於膝下而聚於足心。故陰氣勝則從足五指至膝上寒。其他傷寒時疫熱極入深。手足厥冷者。所謂熱深厥亦深。陽極似陰也。若誤認為寒。用熱藥則殺人於俄頃矣。宜承氣湯白虎湯大柴胡湯。若真是陰寒而厥者。則宜附子理中湯。陰衰熱厥。宜滋陰以制火。又有火鬱脾土之中。手足熱甚者。東垣升陽散火湯所由設也。

表症可汗與不可汗

表症者發熱惡寒頭疼身痛而脈浮者是也。然惡寒者表症也。惡寒爲表之虛。此屬太陽宜汗之。若熱多寒少脈微弱。或尺脈遲者。虛者不可汗也。衄血不血者不可汗也。懷病者不可汗也。婦人經水適來者不可汗也。風温者不可汗也。濕温者不可汗也。虛煩者不可汗也。動氣者不可汗也。又有三陰病不可發汗。發汗則動經血。若太陰症脈浮者。宜微汗之。少陰症發熱脈沉者。又宜麻黃附子細辛湯汗之。

裏症可下與不可下

裏症者。不惡寒。反惡熱。潮熱譫語。腹脹滿。大便硬。脉沉而滑者是也。然惡熱者表症也。惡熱為裏之實。此屬陽明。宜下之。若脉浮者不可下也。脉虛細者不可下也。嘔吐者不可下也。不轉矢氣者不可下也。小便清者不可下也。然三陰症可溫而不可下。然有積症又當下之。如太陰腹滿時痛。少陰口燥咽乾。或腹滿不大便。或下利清水。心下痛者。此積症也。宜和調胃氣。用調胃承氣。

表裏俱見症

病人脉浮而大。即是表症。當汗之。其人發熱煩渴。小便赤澀。却當下之。此是表裏俱見也。五苓散主之。傷寒不大便六七日頭疼

傷寒 六十

有熱。即是裏症。當下之。其人小便清者。知不在裏。仍在表也。當發汗。此是兩症俱見。未可下。宜桂枝湯。病人心下滿。不欲食。大便硬即是當下之症。其人頭汗出。微惡寒。手足冷。卻當汗。此是兩症俱見。仲景所謂半表半裏。小柴胡湯主之。

無表裏症

傷寒四五日。或十餘日。無表症。亦無裏症。俱用小柴胡湯隨症加減用之。

陽症

陽症者。即太陽陽明少陽也。初病發熱。頭疼。項強。以後唇焦口燥。

煩渴。喜冷。面色光彩。語言清亮。手足溫煖。爪甲紅潤。大便或閉或硬。小便或赤或澀。脈來浮洪數大。此皆陽症之候也。其治或汗或和或下可也。

陰症

陰症者。即直中太陰、少陰、厥陰之寒症也。初病無頭疼。無身熱。無口渴。就使惡寒。或戰慄。面如刀刮。身體沉重。難以轉側。嘔吐瀉利。小便清白。蜷臥欲寐。手足厥冷。爪甲青黑。面色慘黯。而無光亮。脈來沉遲而細小。此皆陰症之候也。其治或溫或補可也。

陽毒

陽毒者。陽氣獨盛。陰氣暴絕所致也。或陽症誤服溫補之藥。或吐下後變成陽毒。其人壯熱。發躁。或狂走罵詈。妄見鬼神。或口吐膿血。或發錦斑。或舌捲焦黑。或咽喉腫痛。或鼻如烟煤。或下利黃赤。六脈洪大而數。輕者陽毒升麻湯。重者則青黛一物湯。

陰毒

陰毒者。陰氣獨盛。陽氣暴絕所致。或虛症誤服寒涼之藥。或吐瀉後變成陰毒。其人臍腹攪痛。身如被杖。或四肢厥冷。六脈沉細微弱。陰毒甘草湯主之。

六經見症圖

足太陽膀胱　手小腸

足太陽膀胱經乃諸陽之首。故多傳變受病者爲先。其脉起於目内眥。從頭下項後連風府。行身之背。終於左足外踝。故頭項強痛腰脊強。發熱惡寒。尺寸俱浮者。太陽經受病。若頭痛發熱。汗出惡風。是風傷衛氣。乃表虚。宜解肌。桂枝湯主之。若頭痛發熱。無汗惡寒。是寒傷營血。乃表實。宜發散。麻黄湯主之。頭痛發熱惡寒者。此太陽表症標病也。不拘日數多少。便宜發散。若發熱煩渴。小便不利者。此太陽本經受病也。宜利小便。五苓散主之。若小便利者。不可再利。利之則引熱入裏。而爲熱結膀胱。其人如狂等症。又不可下。下之則表邪乘虛入裏。而為痞滿結胸協熱下利等症。故云太陽經症初不可下。下之則表邪乘虛內陷而傳變不可勝數。又不可利小便。利之則引邪入裏。其害不淺。又曰。有汗不可服麻黃湯。無汗不可服桂枝湯。又曰。有汗不可再汗。汗多不可利小便也。

足陽明胃經　手大腸

足陽明胃經。乃兩陽合明於前也。胃府者。胃居中土。萬物所歸也。其脈起於鼻上頞。絡於目。循於面。行身之前。終於左足內踝。經云。尺寸俱長。陽明受病也。若頭欲痛。目疼鼻乾。不得眠。此陽明經標病也。不拘日數多少。即宜解肌。葛根湯主之。若身熱煩渴汗出惡

足太陽

熱。此陽明經本病也。宜清邪熱。若日晡潮熱自汗譫語發渴不惡寒反惡熱。揚手擲足。斑黄便硬等症。此陽明胃府本實也。急宜下之。故曰在經當解肌。在府當平熱。府實則宜下。

足少陽膽經　手三焦

足少陽膽經。乃前有陽明。後有太陽。居二陽之中。所以主半表半裏。以膽為清淨之府。無出入之路。不論在經在腑。治法俱同。其脈起於目銳眥。上頭角。絡耳中。循胸脇。行身之側。終於右足外踝。經曰。尺寸俱弦。少陽受病也。其症頭角痛而目眩。胸脇痛。其脈行身之側。經於右足外踝。經曰。尺寸俱弦。少陽經受病也。其證頭角痛而目眩。胸痛而耳聾。寒熱嘔而口苦。皆少陽症也。此經有三禁。不可汗。不可下。不可利小便也。只宜小柴胡湯加減之。凡頭角痛。耳烘烘而鳴。耳之上下腫痛。皆少陽所主部分。邪火爲之也。

足太陰脾經　手肺

足太陰脾經。爲三陰之首。其脈始於左足内踝大指。行至腹。絡於咽連舌本。行身之前。若寒邪來中。直犯本經者。一時便發腹痛。或吐瀉利。俱宜温之。若四五日而發。腹滿嗌乾。此傳經之邪也。宜和之。如不渴而利者寒也。理中湯温之。渴而利者熱也。猪苓湯清之。寒熱二症。皆有腹滿。以熱陷於内。邪氣盛而充塞也。寒勝於内胃氣虛而難滯也。

足少陰腎經　手心

足少陰腎經。為人身之根蒂。其脈始於左足內踝。足心湧泉穴上行貫脊循喉嚨。絡舌本散舌下。注心中。行身之前。若一二日無熱惡寒。足冷踡卧。或厥逆脈沉無力者。宜溫經散寒。若五六日而發口燥舌乾。脈沉有力者。此傳經之熱邪也。急宜下之。大抵少陰傷寒。多因勞慾損傷腎經而致。切不可妄投涼藥。若脈沉足冷。雖發熱。急宜溫腎以扶元氣。經云。少陰病始得之。其脈沉。其症反熱。此少陰自受風寒。以起病當汗之。若一日則用麻黃附子細辛湯二

傷寒　第十四

目則用麻黄附子甘草湯。切要記其日子。用藥若三月後不可妄汗也。經曰誤發少陰汗者。必動陰血。死不治。少陰病不問利不利。當分寒熱而治。若脈沉實有力。此熱也。當下之。若脈沉弱無力。此寒也。宜溫之。然寒熱二症。皆令有厥。以陽熱内附。手足冷也。陰寒獨盛。亦手足冷也。然寒症亦有渴者。以少陰主水。腎虛水燥而渴。欲飲水自救。故少陰虛寒亦有渴症也。

足厥陰肝經　手心包

足厥陰肝經。厥者。盡也。六經之尾也。其脈始於右足大指。環陰器。抵少腹。循脇肋。上唇口。與督脈會於巔頂。行身前之側。若本經乃足寒邪直入一二日便發吐利少腹疼脈沉無力無熱惡寒甚則唇青厥冷嘔吐涎沫。舌卷囊縮此直中厥陰之寒症急溫之。又曰脈沉有力飲水不止者此熱也。是即傳經之熱症。急下之。微細無力或沉伏不見此寒也。急溫之。然寒熱二症皆有舌卷囊縮以熱主煎迫寒主收引也。須仔細辨之。

傷寒治例

凡治傷寒須識陰陽二症。如初起之時。頭疼身痛發熱惡寒脈大浮數即是陽經之表症也。自此以後躁煩作渴或不大便。即是陽經傳入陰經之熱症也。脈雖沉伏。不可誤作陰症治之　如初起

傷寒

之時。臍腹絞痛。手足厥逆。唇青指冷。脈來沉伏。即是直中陰經之寒症也。

一、或曾是陽症。其人素弱。不任攻下。醫者下之太過。忽然臍腹絞痛。洞泄不止。手足厥逆。此陽症而轉為陰症。當温之。

一、或曾是陰症。其人素有內熱。醫者補之太過。忽然煩躁作渴。大小便不通。此陰症而轉為陽症也。當解之。

凡治傷寒須識表裏汗下無誤。如病在表而反下之。則乘虛入裏。微為痞氣結胸。甚為腸滑洞泄。此皆誤下之壞症也。如病在裏而反汗之。則表益虛。而裏益實矣。微為衄血。或為斑黃。甚則

亡陽此皆誤汗之壞症也

凡治傷寒不論日數。但有頭疼身痛。惡風惡寒。脈來浮大。即是表症。雖有便難小便不利。亦當先解其表。後攻其裏也

神壽衛生湯 治效奇方

凡治傷寒。先視兩目。若黑白分明。內無熱也。目不明者。內有熱也。

凡治傷寒。須看唇舌。若唇紅而鮮潤者。內無熱也。唇乾而燥者。熱入裏也。若唇白滑者。表未解也。舌黃者。熱漸深也。舌黑者。熱已劇也。

凡欲發汗。須審頭真痛。項真強。風寒真惡。即當用藥汗之。不可妄用水攻火劫之法。

傷寒　一二一

凡欲攻下。須審其頭不痛。風寒不惡。其便果硬。其腹果滿。即當以湯藥下之。亦不可妄用丸藥。

凡傷寒多在霜降以後。春分以前。名為正傷寒。宜用辛熱之藥以發之。若至春而發。名為溫病。至夏而發。名為熱病。此冬月之伏邪。宜用辛涼之藥以解之。若入裏者。宜用苦寒之藥以下之。若直中寒邪。宜用辛熱之藥以溫之。其在四時有卒然感冒。當視其寒暄。或用辛熱。或用辛涼。要在適中。

凡風寒始傷太陽。必用辛溫散之。如麻黃桂枝之類。若傳入陽明少陽。必用辛涼解之。如葛根柴胡之類。至邪傳入胃府。必用苦誤下之如承氣之類夫邪自表而入裏。用藥由温而漸寒。若誤治而致熱入攻之。必宜苦寒。

凡服汗藥不可太過。過則反致陽虛。如服一劑無汗。再作湯與之。又復無汗。此營衛主絶。法當養陰扶正作液。而再汗之。三治無汗則死。

凡服下藥。燥屎已下。又得溏泄。此邪已解也。如服下藥。但利清水一二次。又無燥屎。痞滿如故。此未解也。再當下之。如服下藥二三次而不通者。此陽胃枯澀也。當下取之。取之而不通者死。

凡治傷寒。須審胸腹若何。胸滿而痛。名為結胸。胸滿不痛名為痞氣。未曾經下而有之。此傳經之邪也。經下而有之。此誤下之壞症也。未經下飲水多而得者。此水氣也。

凡治傷寒。須按其腹痛與不痛。硬與不硬。若腹中痛與硬者。此燥屎也。臍下硬而痛者。此燥屎與蓄血也。臍下築築然痛。上冲於心者。此奔豚氣也。腹中響。氣下趨者。欲作瀉也。燥矢者。小便不利。而臍下如疙瘩狀。蓄血者。小便利而臍下如懷孕狀。

凡治傷寒。須問其渴與不渴。渴而不欲水者。邪在表也。渴而欲飲水多者。內熱甚也。含水不欲嚥吞者。欲作衄也。

凡傷寒得死症。其脈尚可治者。則當棄症從脈。虛補之。實瀉之。

凡傷寒得死脉其症有可治者則當棄脉從症熱則清之寒則溫之
凡傷寒脉洪大浮數動滑。此陽脉也。陽症宜見此脉。若陰症得此者凶。
凡傷寒所疼身熱。忽然無脉而昏冒。此欲汗之候。如天將明。六合皆晦之象。不須服藥。
凡傷寒頭疼身熱。便是陽症。不可服熱藥。太陰頭不疼。身不熱。少陰有反發熱而無頭疼。厥陰有頭疼而無身熱。
凡傷寒之症。切不可驟用補益。
凡傷寒不思飲食。不可就用溫補脾胃藥。

竹茹 石斛

六味止嘔

凡傷寒腹痛。亦有熱症。不可概用温煖藥。當參脈症治之。

凡傷寒自利者。當看陰陽。不可便用止瀉温補。

凡傷寒手足厥冷。當分熱厥寒厥。

凡傷寒若見吐蚘出者。雖有大熱。切忌用寒涼。

凡服下藥不通。用鹽炒麩皮於病人腹上款款熨之。使得熱則行而易通。

凡服藥吐出不納。須用薑汁半鍾熱飲。其吐即止。

凡傷寒發黃。用生薑去皮。遍身擦之。若心胸脇下結實滿悶便痛。用薑渣炒熱。於患處熨之。若加葱水更妙。

凡傷寒吐血不止。用韭汁磨京墨呷之。如無韭汁。雞子清亦可。

凡傷寒熱病亢極不解。用黃連煎湯一盞。井水頓冷。浸於青布上。搭在胸中。徐徐易之。候熱稍退即除。

凡傷寒腹中痛甚。將河水一鍾飲之。其痛稍可。屬熱。當用涼藥清之。清之不可。急用寒藥下之。若飲冷水愈加作痛。屬寒。當用溫藥和之。和之不已。急用熱藥救之。

凡直中真寒陰症。或痛甚無脈。或吐瀉脫元無脈。須用酒釀薑汁各半鍾服之。脈來可治。脈不來者死。

凡直中陰經之症。或寒。或腹中絞痛。或嘔逆厥冷。或不省人事。或藥不得入口。或六脉暴絕。將葱白三寸搗成餅。先用麝香半分填於臍中。復放葱餅在上。以火熨之。連易二三餅。稍醒。灌薑汁。然後煎服回陽救急湯。如不醒。再灸關元氣海臍下一寸半二寸許。若得手足溫和。汗出者生。

凡傷寒陰病。不論熱與不熱。不分脉之浮沉大小。但指下無力。或重按全無。便是陰症。難症。最為良法。

治例終

傷寒六經標本中氣

六經之氣。以風寒熱濕火燥為本。三陰三陽為標。本標之中見者為中氣。中氣如少陽厥陰為表裏。陽明太陰為表裏。太陽少陰為表裏表裏相通。則彼此互為中氣。義出六微旨大論。此上中下本標中氣也。　又藏府經絡之標本。藏府為本居裏。十二經為標居表。表裏相絡者為中氣居中。所謂絡者。乃表裏互相維絡。如足太陽膀胱經絡於腎。足少陰腎經亦絡於膀胱也。餘倣此此藏腑應天本標中氣也。

傷寒諸方詳方劑學中。宜閱之。

書後跋

傷寒一症。雖有活人書。明理論。指掌圖。傷寒論全生集。其間有論缺方。有方失論。有脈無症。有症無治者。何哉。蓋緣歷年既久。遺失頗多。實非仲景之全書也。後之西醫王叔和。以斷簡殘編。而補方造論。成無己以順文註釋。而集成全書。所以遺禍至今而未止也。降至清代。如柯韻伯矯叔和之論。以此為太陽。表率六經。自成一家。陳修園一一妄添蛇足。強解衍之。最近時醫以無從繩墨。耳食歐化。靡論注釋。自命為著作家。欲使學者眼界一新。不過作表面上添花造景耳。究竟學非根底。嗟乎仲景之書失全。傷寒之病枉死。蓋傷寒病無定。或入於陽。或入於陰。入陽則太陽為骨。入陰則少陰為先。故傳經不一。治法不同。而其要總不越乎陰陽表裏虛實寒熱。知八者之要。悉在浮中沉三脈有力無力中分辨之。有力着為陽為實為熱。無力者為陰為虛為寒。若能明此八者。則仲景三百九十七法。一百一十三方。了然於胸中矣。今之治傷寒者。一二日不問屬虛屬實。便用麻黄桂枝湯以汗之。三四日不問在經在府。便用柴胡葛根湯以和之。五六日不問在表在裏。便用承氣等湯以下之。致令陰陽俱病。變症蜂起。夫麻桂兩湯。仲景專為冬月正傷寒而立也。今人乃以通治非時暴寒溫暑。又將傳經陰症。與夫直中陰症混同立論。豈不謬哉。學者平時之際。須將脈症講明。方論詳審。臨病之時。得心應手。則陽症陰症之別。發汗吐下之宜。了然於心。確然無疑。又須如珠走盤。活潑潑地。見太陽症直攻太陽。見少陰症直攻少陰。不可泥於始太陽。終於厥陰之論。仲景曰日數雖多。有表症而脈浮者宜汗之。日數雖少。有裏症而脈沉者宜下之。况乎仲景立論甚嚴。曰可溫。曰可下。曰與下。曰急下。與夫先溫其裏。乃攻其表。切不可執定一二日宜發汗。三四日宜和解。五六日方下。更須審於驗症。辨府定經。一一親切無疑。方可下手。真知其表邪而汗之。真知其直中陰經而溫之。桂枝承氣投之必差。薑附理中發而必當。可謂得其要領者也。

游陽林　震翰安跋

統釋太陽病 附編

傷寒之立六經。各有綱領一條。猶大將立旗鼓。使人知有所向。故必每經各立提綱。使後人審病切脈。不惑於岐途。太陽病以脈浮頭項强痛惡寒為提綱。少陽病以口苦咽乾目眩為提綱。太陰病以腹滿而吐食不下。自利益甚。時腹自痛為提綱。少陰病以脈微細但欲寐為提綱。厥陰病以消渴氣上撞心心中疼熱。飢而不欲食。食即吐蚘為提綱。

太陽為表。厥陰為裏。陽明為闔。太陰為開。少陽為陽樞。屬半表半裏。寒熱往來。少陰為陰樞。屬半虛半實。寒熱雜居。此乃六經之大

傷寒　　七十二

綱領也。

太陽為三陽之表。太陽之脈走頭巔過項。從背下行。陽所屬也。故見頭痛項強痛。脈浮惡寒。為提綱。頭為諸陽之會。項為太陽之會。如見脈浮惡寒發熱。頭不痛項不強。便知非太陽病。如但頭痛不及於項。亦非太陽病。如頭項強痛。反不惡寒。脈反沉。不可謂非太陽病。或溫邪內發。或吐後內潰。或溼滯關節。或病少陰。法當發表者也。因當浮不浮。當惡不惡。故謂之反。所謂看出底板法者。以此前輩以一日太陽。二日陽明。七日復傳之說拘之。故至今不識仲景所稱之太陽病也。

太陽病有身疼身重。腰痛骨節疼痛。鼻鳴乾嘔。嘔逆煩躁。胸滿背強。咳渴汗出。惡風無汗而喘等症。仲景以其或然或否不可拘定。故散見諸節。而不入提綱。又太陽爲巨陽。陽病必發熱。提綱亦不言及者。以初受病者。或未發熱故也。其精細如此。故讀者於頭項強痛之時。必須理會此等兼症。又細審其惡風惡寒之病情。有汗無汗之病機。已發熱未發熱之病勢。以探其表裏虛實之病根。學者看法也。即於此處辨其有汗是桂枝症。無汗是麻黃症。無汗煩躁是大青龍症。乾嘔發熱而咳是小青龍症。項背強几几是葛根症。用之恰當。效如桴鼓。前輩以桂枝主風傷衛。麻黃主風傷營。大青龍

仁　寒　七十三

主傷寒見風。以青龍主中風見寒。分三綱鼎立之說拘之。所以埋没仲景六經之心法。又敗壞仲景六經之正法也。

脉浮只講脉體之上。而診者當於浮中審其緊緩強弱。脉息之遲數。脉氣之緊緩。脉象之滑濇強孔。故太陽一經。有但浮浮弱浮緩浮緊浮遲浮數等脉。皆見於諸條。或陽浮而陰弱。或陰陽俱緊。或陰陽俱浮。或尺中脉遲。或尺中脉微。或寸緩關浮尺弱。必細細體認以消息其表之虛實。此是從中求隱法也。若謂脉緊是傷寒。脉緩是中風。脉緊有汗是中風見寒。脉緩無汗是傷寒見風。夫既有傷寒中風之別。更有傷寒中風之渾。使人無處下手矣。豈可為法乎。

凡見浮遲浮弱者。用桂枝。如寸浮緊浮數者。用麻黄。不必於風寒之分。但從脉之虛實而施治。是仲景之活法。亦是仲景之定法也。今傷寒書皆以膀胱為太陽。故有傳足不傳手之謬。此柯氏獨開生面。不必執足太陽膀胱。何妨直指手太陽小腸。心與小腸相表裏。則柯氏以心為太陽。太陽者日也。離照當空。下臨於水。蓋讀傷寒者。如珠走盤。如鏡非臺。活潑潑地。孫真人曰。智欲圓而行欲方。是讀傷寒之秘諦也。冀可入仲景之堂奧。不知仲景書只宗陰陽之大法。不拘陰陽之經絡也。夫陰陽者。散之可千。推之可萬。心為陽中之太陽。故更稱巨陽。以尊之。又中身而上。名曰廣明。太陽之前。名曰陽明。廣明亦君主之尊。廣明在陽明之上。故六經分位首太陽。次陽明。又腰以上為陽。膀胱位列下焦之極底。其經名為足太陽。以手足陰陽論。實陰中之少陽耳。以六腑為陽論。與小腸之太陽。同為受盛之器官耳。不得混膀胱之上為太陽也。故天運當以日光明。人之有陽。猶天之有日。故太陽以心為主。而可禦寒邪。故得外統一身之氣血。內行五臟六腑之經隧。上焦如霧。心肺主之。心主血。肺主氣。肺統一身之營衛。營行脈中。衛行脈外。若膀胱為州都之官。所藏津液。必待上焦之氣化。而後能出膀胱之津液。

尚要上焦之陽氣下化。非陽氣所蒸。何能外司營衛。而為諸陽主氣哉。心為父陽。肺為母陰。雖並營衛。營出中焦。衛出下焦。再環之穴。上升為衛氣。中焦之穀氣。下行而為營氣。浮氣不循經者為衛氣。精氣之行于經者為營氣。營有水谷之精氣。行于陰而為血。衛有水谷之悍氣。行于陽而為汗。衛行脈分。營行經隧也。所以與傷營衛賴陽氣轉輸。禦寒外出。不然拘于足太陽一經耳。岐伯曰。聖人南面而立。前曰廣明。南方火位。陽氣盛大。故曰廣明。在人為心臟。在方向曰南。曰前。後曰太衝。太衝即衝脈。起于下。在北。故曰後。少陰腎脈與之合而盛大也。太衝之地。故名曰少陰。是心腎為一

傷寒　七十五

身之淺表裏也。手少陰心火。足少陰腎水膀胱與腎為表裏。第足經相絡之一義耳。且表裏亦何常之有。人身之病。陰陽水火四字定之。佛經以地水火風。四大假合而成體也。將此四字運用取之不盡。用之不竭。若云表裏。水與火為表裏。氣與血為表裏。臟與腑為表裏。營衛與為表裏。内經配六氣為表裏者。少陰君火與太陽寒水為表裏。厥陰風木與少陽相火為表裏。太陰濕土與陽明燥金為表裏。傷寒者。太陽寒水之邪。而記少陰君火。不必拘于足太陽也。太陽與少陽併病。併病與合病稍異。另解三陽三陰之後。此少陽太陽二經併病。刺肺俞肝俞。豈非肝居胆外。為少陽之表。肺居心外為太陽之表。邪是為氣血水火之表裏。刺二俞者亦表病治裏。裏表病治表之義也。少陰病一身手足盡熱，以熱在膀胱，必便血。此是臟移熱于府。小腸便血也。夫熱在膀胱，而仍稱少陰病，是知膀胱屬陰，以下之陰得為少陰之府，不得為六經之太陽。少陰熱鬱移於膀胱。膀胱經熱甚，一身盡熱也。故不稱太陽病。又太陽不解，熱結膀胱，此太陽經熱甚，移熱于膀胱。太陽之府，其人如狂，膀胱多氣多血，熱甚則血凝而上干心包，故神如狂。血得熱而行，故能下。則邪從血出。此桃仁承氣症也。與陽明大小承氣下法去邪同例。以太陽隨經瘀熱在裏，熱在下焦，下血乃愈，此乃仲景抵當湯症

傷寒　　二八

也。小便不利者。無血也。小便自利。其人如狂。血症諦也。

蓋太陽位居最高。故太陽病以頭痛項強為提綱。倘太陽之受寒邪。火不能臨於膀胱。則氣化不行。因火受寒遏。氣不上通於背脊至頭。被寒所阻。故頭痛項強。此云熱結在下焦。是太陽陽邪下陷之變症也。少陰君火與寒水為表裏。表裏氣化不能達表。勢必化熱入裏。其曰隨經云者。是知膀胱屬在下焦。為太陽之根底。膀胱為太陽之腑。而非主表。是為太陽之經隧。而非太陽之都會。為太陽主表之裏。而非為諸陽主氣之太陽也明矣。且傷寒最多之病以心當太陽之位也。心為君主。寒為賊邪。君火不足。寒氣得以傷之。所

以名之太陽病。今傷寒家以太陽為寒水之經。此王叔和之亂
經文處也。是拘於膀胱為水府。因謂以寒召寒之說。而不審寒邪
犯心。水寒賊火之義。與夫人傷於寒熱。雖甚不死者。以寒之所在
是邪之所留。熱之所在。是心之所主也。於麻桂枝湯而反煩解。半
日而復煩。大青龍之煩躁。小青龍之水氣。十棗湯瀉心湯之心下
痞鞕。白虎五苓之燥渴心煩。皆心病也。若妄治後。叉手冒心。恍惚
心亂。心下逆滿。往往關心。是以心為病太陽本病也。然心為一身
之主。六經皆能病及。故陽明有憒憒怵惕懊憹等症。少陽有煩悸
支結等症。太陰之暴煩。少陰之心中溫溫欲吐。厥陰之氣上撞心。

心中痰熱。皆心病也。何前輩有傷足不傷手之說。夫心主營。肺主衛。風寒發傷營衛。即是手經。始且太陽膝胃俱病。陽明小腸通膀胱。俱病。太陽。陽明傷。何分手足。如大便難。是大腸病。豈專指胃言。小便不利。是小腸病。豈獨指膀胱。

難經云。小腸為赤腸。主泌別清濁。水液入膀胱。滓渣入大腸。脈經云。溺出屬小腸膀胱為。小便赤濇。前人有導赤散通小腸手太陽。少腹滿而氣癃。有五苓散。益元散。葵子湯。通膀胱足太陽。且汗為心液。如汗多亡陽。皆屬亡坎中之陽。而不涉膻中之陽。即心主血。腎主液。心為君火。燃照也。腎屬相火。龍雷也。相火代君火用事。地象霧露所。雲不斂下降爲雨。汗爲心液。賴腎資助。汗出過多。腎液内竭。陽隨陰脱。如釜底火熄。釜中亦冷。坎中陰陽升極于上而盡。膻中之氣渙。[illegible]矣。因不明仲景之六經。故有傳經之變耳。坎中爲腎。氣仍在乎下焦。其陽乃腎中之真陽。膻中之陽。中焦之氣。故名曰氣海。如鼎之炎。如燭之光。如天之日。皆藉下焦之助。名曰氣海。膻中在兩乳之間。故喜樂之所出。所以坎中之陽亡。膻中之陽亦亡矣。傷寒三陽之脈。皆從頭至足。其脈最長。三焦俱有表裏之分。所以化火。化燥。化寒。化風。化熱。化濕。六經之辨。不必拘于傳經。人但知太陽經絡行於背。而不知背爲太陽之所主。背爲陽。寒邪所傷必先傷陽。然說言太陽主營衛。而不究營衛之所自。而衛為衛外之陽氣。營為養內之血氣。寒傷于衛。陽氣閉鬱。則惡寒。寒傷于營。血氣凝濇。則身痛。所以身痛惡寒頭痛項強。為傷寒之始。曰在經。在營衛。在表。祇知太陽主表。與經絡有關。而不知太陽實根於裏。與臟腑相係。祇知膀胱是太陽之裏表。府為表中之裏也。而不知心肺為太陽之裏表。心少陰為太陽之臟。裏表中之裏表也。心肺主一身之營衛。心肺是營衛之裏也。因不明內經之陰陽。所以不知太陽之地面耳。吾師辛夫子曰。傷寒者。太陽寒水之氣也。風熱者。厥陰風木。少陽相火之氣也。熱病者。少陰君火。太陰濕土之氣也。燥病者。

陽明燥金之氣也。六氣之中人。各隨六經所化。真陽不足。易病傷寒。真陰不足。易病温熱。寒體受熱亦能化寒。熱體受寒亦能化熱。所以深冬之傷寒。用大青龍。白虎。承氣。黄連瀉心等湯。皆傷寒之化熱也。夏秋之暑濕霍亂。用四逆。理中。白通。五苓等方。皆温病之化寒也。若能認定真中。傳經。誤治。變症。陰陽虚實。見證施治。救若拯焚。六經之病。一見而知。不必拘于太陽一經也。此吾歸心得之書。治傷寒如分水犀也。

内經背為陽。腹為陰。五臟以心肺為陽。而屬於背。故仲景以胸中心下屬三陽。肝脾腎為陰而屬於腹。故仲景以腹中之症屬三陰。

此陰陽內外相輸之義也。營衛行於表。而發源於心肺矣。心病則惡寒。肺病則發熱。心病則煩。肺病則喘。所以桂枝療寒。白芍止煩。麻黃散熱。杏仁定喘。所以和營者。正所以寧心也。所以調衛者。正所以保肺也。麻桂二方。便是兩和內外表裏兩解之劑矣。如大青龍用石膏以治煩躁。小青龍用五味乾姜以除欬嗽。皆於表劑中即兼治裏。後人妄謂仲景方治表而不及裏。曷不於藥性中求之耶。太陽主表。為心君之藩籬。猶京師之有邊關也。風寒初感。先入太陽之外界。惟以得汗為急務。如暴騷犯邊。先擊其界。自汗而解。猶邊關之有備也。太陽陽氣充足。必發汗而解。

服藥而效。是君主之令行若也。發汗而汗不出。與發汗而仍不解。君主之令不行也。夫汗為心液。本水之氣。在傷寒為天時寒水之氣。在人身為皮膚寒溼之氣。在發汗為君主陽和之氣。君火之陽內發。寒水之邪外散矣。此太陽一出。離照當空。陰霾之氣皆散。故治太陽傷寒。以發汗為第一義。寒傷于表。發表不遠熱也。急宜溫散解寒。若君火不足。則腎液舒于心下者。不能入心為汗。雖有陰液上騰。無陽以化汗。又不能下輸膀胱。所以心下有水氣者。水飲蓄于心下也。又不能下輸膀胱。所以心下有水氣也。故利水。是治太陽之第二義。若君火太盛。有煩躁消渴等症。恐不戰自焚。故清火是太陽傷寒之反治法。寒鬱化火。不能外達。故太陽先設大青龍石膏清之。若君火衰微。不足以自守。風寒內侵於臟府。必扶陽以藥之。或內傷冷食冷飲。或邪入陰經。或直中三陰。俱屬陽微。太陽症脈沉細者。急當救裏。宜四逆理中之類。故溫補是太陽傷寒之從治法。如他救弊諸法。種種不同。而大法不外乎此矣。大法者。正治法也。非救誤之法也。發汗利水。是治太陽兩大法門。發汗分形層之次第。利水定三焦之高下。仲聖治太陽傷寒。全神祇此二句。皆所以化太陽之氣也。發汗有五法。即形層次第。麻黃湯汗在皮膚。散外感之寒氣。調和衛氣。衛氣行于皮膚肉分之間。桂枝湯汗在經絡疏通血脈之精氣。調和營氣。營行脈中。葛根湯汗在肌肉。升提津液之清氣。表實裏虛。風寒襲于經絡。取葛根之存津液。養筋熄風。或自下利。化汗提邪出表。大青龍汗在胸中。是解散內擾之陽氣。小青龍汗在心下。是驅逐內蓄之水氣。其治水有三法。乾嘔而欬。外入則吐。是水氣在上焦。在上者汗而發之。小青龍五苓散是也。心下痞鞕。鞕滿而痛。是水氣在中焦。中滿者瀉之于內。用十棗湯大陷胸是也。熱入膀胱。小便不利。是水在下焦。在下者引而竭之。桂枝去桂加茯苓白朮湯也。太陽之根。即是少陰。少陰為太陽之裏。緊則為寒。本少陰脈。太陽病。脈緊者。必無汗。此雖太陽能衛外而為固。令汗不出。亦賴少陰能藏精而為守。陽為陰之使。陰為陽之守。故不得有汗也。人但知其為表實而不知其裏亦實。故可用麻黃湯而無患。表裏俱實。發汗不妨。若脈陰陽俱緊而反汗出者。是陽不固而陰不守。雖亡陽而陰不獨存矣。曰此屬少陰者。是指太陽轉屬少陰。而非少陰本症。是太陽誤治變症壞症。太陽陽虛不能主外。衛氣虛不能捍內。傷真陰之氣。便露出少陰之底板。發熱有汗。脈沉緊等。少陰陰虛不能主內。營氣虛不能守內。外傷太陽之氣。假借太陽之面目。裏寒外熱。面赤目紅。戴陽假渴。欲飲冷水。煩躁等。所以太陽病而脈反沉。表症見裏。脈不問有表無表。於陽為急。用四逆湯以急救其裏。少陰病而表反熱。用麻辛以微解其表。此表裏相應之亂也。傷寒一日太陽受之。即見躁煩。是陽氣外發之机。此熱外出之象。病已有六七日。乃陰陽自和之際。反見躁煩。是陽邪內陷之兆。所云陽去入陰者。指陽邪下膈言。非專指陰經也。或入太陽之府。而熱結膀胱。小腸為心之府。手少陰之表。手太陽也。膀胱為腎之府。足少陰之表。足太陽也。或入陽明之府。而胃中乾燥。足陽明胃為燥土。賴足太陰脾溼土輸津以潤之。手陽明大腸為燥金。賴手太陰肺柔金佈津以濡之。或入少陽之府。而脅下滿鞕。少陽之脈部位胸脅。熱鬱少陽。故脇下痞硬善嘔。或入太陰暴煩下利。或入少陰而口舌乾燥。或入於厥陰而心中疼熱。皆入陰之謂。後人惑于傳經之謬。因不知有入陰轉屬等義。

合病併病解

病有定體。故立六經而分司之。病有變遷。更求合病併病而互參之。此仲景立法之盡善也。夫陰陽互根。氣雖分而神自合。三陽之裏。便是三陰。三陰之表。即是三陽。如太陽病而脈反沉。便合少陰。少陰病而發熱。便合太陽。陽明脈遲。即合太陰。太陰脈緩。即合陽明。少陰脈小。是合厥陰。厥陰脈浮。是合少陽。雖無併合之名。而有併合之實。或陽得陰而解。陰得陽而解。或陽入陰而危。陰亡陽而逆。種種脈症不一。學者當於陰陽兩症中察病勢之合不合。更於三陰三陽中。審其症之併不併。陰病治陽。陽病治陰。扶陽抑陰。瀉陽補陰等法。用之恰當矣。三陽皆有發熱症。三陰皆有下利症。如發熱而下利。是陰陽合病也。陰陽合病。陽盛者屬陽經。則下利為實熱。如太陽陽明合病。陽明少陽合病。太陽少陽合病。必自下利。用葛根黃芩等湯是也。陰盛者屬陰經。下利為虛寒。如少陰病吐利。反發熱。不死。少陰病下利清穀。裏寒外熱。不惡寒而面色赤。用通脈四逆湯者是也。若陽與

八十三

陽合。不合於陰。即是三陽合病。則不下利而自汗出。為白虎湯症也。陰與陰合。不合於陽。即是三陰合病。不發熱而吐利厥逆。為四逆症也。

併病與合病稍異。合則一時並見。併則以次相乘。如太陽之頭項強痛未罷。遞見脈弦眩冒。心下痞硬。是與少陽併病。更見譫語。即三陽併病矣。太陽與陽明併病。太陽症未罷者。從太陽而小發汗。太陽已罷者。從陽明而下之。其機在惡寒發熱而分也。然陽明之病在胃家實。故太陽陽明合病。喘而胸滿者。不可下。然胃家本實乎。若陽明與太陽合病。必自下利。何以能得陽明。要知脇熱下利。即胃之實。内經所云暴注下迫皆屬于熱。其脈必浮大弦大。故得為之陽明。而不係太陰也。若下利清穀裏寒外熱脈浮而遲者。則浮不得屬之表。而遲則為在藏。若見脈微欲絶。即身不惡寒而面色赤者。又當屬之少陰。蓋太陰陽明下利之辨。在清穀不清穀。而太陰少陰之清穀。又在脈之遲與微為辨也。夫陽明主胃實而有協熱下利。太陰主下利清穀。又因脈微細而屬少陰。脈微下利。反見陽明之不惡寒而面色赤。若不於合病併病參之。安知病情之變遷若是。而為之施治哉。

仲景六經釋義論

仲景於諸病之表裏陰陽。分為六經清理。脈症之異同寒熱之虛實。使治病只在六經。夫一身之病。俱受六經範圍。猶周禮分六官以總百職。四時分六氣以紀生成也。若傷寒不過是六經中一症。叔和不知仲景六經。是經界之經。非經絡之經。妄引內經熱病論作序例。以冠仲景之書。而混其六經之症治。六經之理因不明。而仲景之平脈辨症。豈能盡合。諸病之權衡廢矣。夫熱病之六經。專主經脈為病。但有表裏之實熱。並無表裏之虛寒。雖因於傷寒。已變成熱病。故竟稱熱病。而云傷寒之類。要知內經熱病。即溫病之互名。故無惡寒症。但有可汗可泄之法。

并無可温可補之例觀温病名篇亦繆評熱病論其義可知矣夫仲景之六經是分區地面所該者廣雖以脈為經紀凡風寒濕熱內傷外感自表及裏寒熱虛實無乎不包而總名傷寒雜病論所以六經提綱各立一局不為經絡所拘勿為風寒畫定也仲景既云撰用素問乃素問皮部論云皮有分部脈有經紀其生病各異别其部分上中左右陰陽所在諸經始終此仲景創立六經部位之源又曰陽主外陰主內故仲景以三陽主外三陰主內又曰在陽者主內在陰者反外立出以滲於內故仲景又以陽明主內少陰亦有反發熱者故仲景於表劑中用附

緣終

一一

子是因其滲也。又曰少陰之陰。名曰樞。其入於經也。從陽部注於經。其出者從陰。內經於骨。故仲景製麻黃附子湯治發熱脈沉然裏症者。是從陽部注經之義也。製附子湯治身體骨節痛。手足寒。背惡寒。脈沉者。是從陰內注於骨之義也。又陰陽離合論太陽為開。故仲景以之主表。而以脈浮惡寒頭項強痛為提綱。互言與熱病頗同。而立意自別。陽明為闔。故以之主裏。而以胃實為提綱。雖有目痛鼻乾等症。而所主不在是。少陽為樞。少陰亦為樞。故有半表半裏症。少陽為陽樞。歸重在半表。故以口苦咽乾目眩為提綱。而不及胸脇痛硬。少陰為陰樞。故其欲寐不麻欲吐不吐。亦半表半裏症。雖有咽乾口燥等症而不入提綱。歸重在半裏也。豈惟陽明主裏。三陰亦皆主裏。而陰陽異位。故所主各不同。

統釋陽明病

按陽明提綱。以裏症爲主。雖有表症。仲景意不在表。爲有諸中而形諸外也。或兼經病。仲景意不在經。爲表在經而根於胃也。太陰陽明同處中州。而太陰爲開。陽明爲闔。故陽明必以闔病爲主。不大便固闔也。不小便亦闔也。不能食。食難用飽。初欲食。反不能食。皆闔也。自汗盜汗。表開而裏闔也。反無汗。內外皆闔也。種種闔病。

或然或否。故提綱獨以胃實為主。胃實不是竟指燥糞堅鞕。只對下利言。言下利是胃家不實矣。故汗出解後胃家不和而下利者。不稱陽明病。如胃中虛而不下利者。便屬陽明。即初鞕後溏。水谷不別。雖死不利者。總為陽明病也。蓋陽明太陰同為倉廩之官。而所司各別。胃司納。故以陽明主胃。脾司輸。故以太陰主利。同一胃府。而分治如此。是二經所由分也。又按陽明為傳化之腑。當變實更虛。食入胃實而腸虛。食下腸實而胃虛。若但實而不虛。斯為陽明之病根矣。胃實不是陽明病。而陽明之為病。悉從胃實上得來。故以胃家實為陽明一經總綱也。然致實之由。是宜常審。有實于未病之先也。有實于得病之後者。自風寒外束熱不得越而實者。有妄汗吐下重亡津液而實者。有從本經熱盛而實者。有他經轉屬而實者。此則舉其病根在胃實而勿得以胃實而為可下之症。身熱汗自出不惡寒反惡熱是陽表症之提綱。故胃中虛冷亦稱陽明病者因其表症如此也。然此為内熱達外之表非中風傷寒之表。此時表寒已散。故不惡寒裏熱閉結。故反惡熱只因有胃家實之病根。即見此身熱自汗出之外症。不惡寒反惡熱之病情。然此但言病机發見。非即可下之症也。必讝語煩躁腹痛諸症兼見。纔可下耳夫太陽總綱。示人以正面陽明總綱。反示人以底板其正面與太陽之表同。又當看出陽明之表與太陽不同矣。如陽病脈遲汗出多微惡寒者。是陽明之桂枝證。陽明病脈浮無汗而喘者。是陽明之麻黄症。本論云病得之一日不發熱而惡寒者即此是已。後人見太陽有此脉症。便道陽明不應有此脉症。故有尚在太陽將入陽明之說。不知仲景書多有本條不見而他條中發見者。若始雖惡寒與反無汗等句是也。以陽明表症亦自汗出不惡寒。故加反字耳。有本經未宣而他經發見者。若太陽之頭項強痛。少陽脉弦細者是也。若頭痛而項不強。脈大而不弦細。便是陽明之表矣。太陽行身之後。陽明行身之前。所受風寒俱在營衛之表太陽營衛有虛實。陽明營衛。亦有虛實。虛則桂枝。實則麻黄。是仲景表邪之定局矣。仲景之方。因症而設。非因經而設。

統釋傷寒三陽三陰。是我平素熟讀各家傷寒。總滙其旨。得其一貫精髓而作。學者能於此中細心揣摩。則仲景全部傷寒論原文。一旦豁然貫通焉。而三陰三陽之表裏虛實。無不到六經之全體大用。無不明矣。茲因本季再加醫論二點。不暇編及。今將傷寒原文先付印刷教授。俟末年如有餘課。再續印刷。特此附告。

伤寒　八十八

莆田國醫專科学校講義

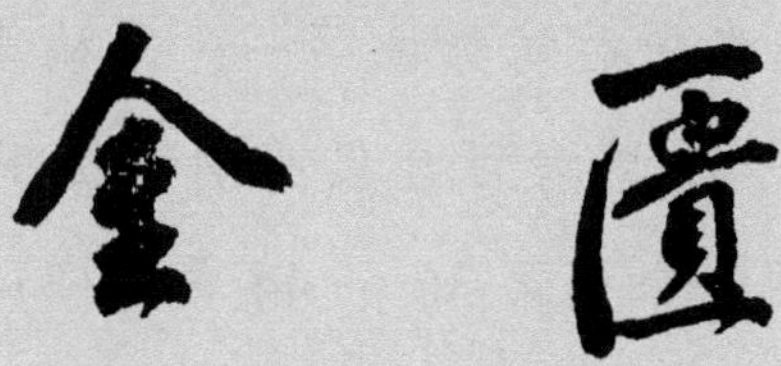

金匱

（全册）

民國三十四年五月重訂

《金匮》引言

《金匮》为莆田国医专科学校教材之一，编者不详，有残缺。其编写体例为先摘录仲景《金匮要略》原文，后加按语对原文进行阐发。现存内容大致如下：原稿第1～12页为脏腑经络先后病脉证第一；原稿第12～24页为痓湿暍病脉证治第二；原稿第24～31页为百合狐惑阴阳毒病证治第三；原稿第31～36页为疟病脉证并治第四；原稿第36～44页为中风历节病脉证并治第五；原稿第44～52页位血痹虚劳病脉证并治第六；原稿第52～61页为肺痿肺痈咳嗽上气病脉证治第七；原稿第61～63页为奔豚气病脉证治第八；原稿第64～68页为胸痹心痛短气病脉证治第九；原稿第68～72页为腹满寒疝宿食病脉证治第十；原稿第72～73页为五脏风寒积聚病脉证并治第十一。

臟腑經絡先後病脈證第一

問曰。上工治未病何也。師曰。夫治未病者。見肝之病。知肝傳脾。當先實脾。四季脾王不受邪。即勿補之。中工不曉相傳。見肝之病。不解實脾。惟治肝也。夫肝之病。補用酸。助用焦苦。益用甘味之藥調之。酸入肝。焦苦入心。甘入脾。脾能傷腎。腎氣微弱。則水不行。水不行。則心火氣盛。則傷肺。肺被傷。則金氣不行。金氣不行。則肝氣盛。則肝自愈。此治肝補脾之要妙也。肝虛則用此法。實則不在用之。

經曰。虛虛實實。補不足。損有餘。是其義也。餘臟準此。

按素問曰。邪氣之客於身也。以勝相加。肝應木而勝脾土。以是知肝病當傳脾也。實脾者。助令氣王。使不受邪。所謂治未病也。設不知而徒治其肝。則肝病未已。脾病復起。豈上工之事哉。肝之病補用酸者。肝不足。則益之以本味也。與內經以辛補之之說不同。然肝以陰臟而含生氣。以辛補者。所以助其用。補用酸者。所以益其體。言雖異而理各當也。助用苦焦者。千金所謂心王則氣感於肝也。益用甘味之藥調之者。越人所謂損其肝者緩其中也。酸入肝以下十五句。疑非仲景原文。類後人謬註脚。編書者誤收之也。蓋仲景治肝補脾之要。在脾實而不受肝邪。非補脾以傷腎。縱火以刑金之謂。果爾。則是所全者少而所傷者反多也。且脾得補而肺將自旺。腎受傷必虛其子。也何制金强木之有哉。細按語意。見肝之病以下九句。是答上工治未病之辭。補用酸三句。乃别出肝虛正治之法。觀下文云肝虛則用此法。實則不在用之。可以見矣。蓋臟病惟虛者受之。而實者不受。臟邪惟實則能傳。而虛則不傳。故治肝實者先實脾土。以杜滋蔓之禍。治肝虛者。直補本宮以防外侮之端。此仲景虛實並舉之要旨也。後人不察肝病緩中之理。謬執甘先入脾之語。遂略酸與焦苦。而獨於甘味曲窮其說。以爲是即治肝補脾之要妙。昔賢云讀辭知其所蔽此之謂耶。

夫人稟五常。因風氣而生長。風氣雖能生萬物。亦能害萬物。如水能浮舟。亦能覆舟。若五藏元真通暢。人即安和。客氣邪風。中人多死。千般疢難。不越三條。一者、經絡受邪入藏府。為內所因也。二者、四肢九竅。血脈相傳。壅塞不通。為外皮膚所中也。三者、房室金刃蟲獸所傷。以此詳之。病由都盡。若人能養慎。不令邪風干忤經絡。適中經絡。未流傳府藏。即醫治之。四肢纔覺重滯。即導引吐納鍼灸膏摩。勿令九竅閉塞。更能無犯王法。禽獸災傷。房室勿令竭乏。服食節其冷熱。苦酸辛甘。不遺形體有衰。病則無由入其腠理。腠者。是三焦通會元真之處。理者。是皮膚藏府之文理也。

人禀陰陽五行之常。而其生其長則實由風與氣。蓋非八風則
無動盪而協和。非大氣則無以變易而長養。然有正氣。即有客
氣。有和風。即有邪風。其生物害物並出一機。如浮舟覆舟總為
一水。故得其和則為正氣。失其和即為客氣。得其正則為和風。
失其正即為邪風。其生物有力。則其害物亦有力。所以中人多
死。然風有輕重。病有淺深。約而書之。不越三條。一者邪從經絡
入藏府。而深為內所因。二者邪在四肢九竅。皮膚沿流血脈而
淺。為外所因。三者病從王法房室金刃蟲獸而生。為不內外因
所謂病之由也。人於此慎養。不令邪風異氣干忤經絡。則無病

適入經絡。未入藏府。可汗吐。或和解而愈。所謂醫治之也。此應前內因一段。若風氣外侵四肢。將及九竅。即吐納導引以行其氣。鍼灸膏摩以逐其邪。則壅滯通。快。無閉塞無由。此應前外因一段。更能不犯王法禽獸。則形體不傷。又雖房室而令竭乏。則精神不敝。此應前房室一段。腠理云者。謂凡病糾纏於身不止經絡血脈。勢必充溢腠理。故必慎之。使無由入。腠者三焦與骨節相貫之處。此神氣所往來。故曰元真通會。理者合皮膚藏府內外皆有其理。細而不紊。故曰文理。仲景此論以風氣中人為主。從經絡入藏府者為深為內。自皮膚流血脈者為淺為外。

若房室金刃蟲獸所傷。則非客氣邪風中人之比。與經絡藏府無相干涉者。為不內外因也。徐氏節

按陳無擇三因方。以六淫邪氣所觸為外因。五藏情志所感為內因。飲食房室跌撲金刃所傷為不內外因。蓋仲景之論。以客氣邪風為主。故不從內傷外感為內外。而以經絡藏府為內外。如徐氏所云是也。無擇合天人表裏立論。故以病從外來者為外因。從內生者為內因。其不從邪氣情志所生者為不內外因。亦最明晰。雖與仲景並傳可也。

問曰。病人有氣色見於面部。願聞其說。師曰。鼻頭色青。腹中痛。苦

冷者死。鼻頭色微黑者。有水氣。色黃者。胸上有寒。色白者亡血也。設微赤非時者死。其目正圓者痙不治。又色青為痛。色黑為勞。色赤為風。色黃者便難。色鮮明者有留飲。

此氣色之辨。所謂望而知之者也。鼻頭脾之部。青肝之色。腹中痛者。土受木賊也。冷則陽亡而寒水助邪。故死。腎者主水。黑水之色。脾負而腎氣勝之。故有水氣。色黃者。面黃也。其病在脾。脾病則飲生。故胸上有寒。寒、寒飲也。色白亦面白也。亡血者不華於色。故曰血亡則陽不可更越。設微赤而非火令之時。其為虛陽上泛無疑。故死。目正圓者。陰之絕也。痙為風強。病陰絕陽強。故不治。痛則血凝泣而不流。故色青。勞則傷腎。故色黑。經云。腎虛者面如漆柴也。風為陽邪。故色赤。脾病則不運。故便難。色鮮明者有留飲。經云。水病人目下有卧蠶。面目鮮澤也。

師曰。病人語聲寂寂然喜驚呼者。骨節間病。語聲喑喑然不徹者。心膈間病。語聲啾啾然細而長者。頭中病。

語聲寂寂然喜驚呼者。病在腎肝為筋髓寒而痛時作也。喑喑然不徹者。病在心肺則氣道塞而音不彰也。啾啾然細而長者。痛在頭中。則聲不敢揚而胸膈氣道自如。故雖細而仍長也。此聲音之辨。聞而知之者也。然殊未備。學者一隅三反可矣。

師曰。息搖肩者。心中堅。息引胸中上氣者。欬。息張口短氣者。肺痿吐沫。

心中堅者。氣實而出入阻。故息則搖肩。欬者。氣逆而肺失降。則息引胸中上氣。肺痿吐沫者。氣傷而布息難。則張口短氣。此因病而害於氣者也。

師曰。吸而微數。其病在中焦。實也。當下之則愈。虛者不治。在上焦者。其吸促。在下焦者。其吸遠。此皆難治。呼吸動搖振振者不治。

息兼呼吸而言。吸則專言入氣也。中焦實。則氣之入者不得下行。故吸微數。數猶促也。下之則實去。氣通而愈。若不係實而係虛。則為無根失守之氣。頃時自散。故曰不治。或云中焦實而元氣虛者。既不任受攻下。而又不能自和。故不治。亦通。其實在上焦者。氣不得入而輒還。則吸促。促猶短也。實在下焦者。氣欲歸而不驟及。則吸遠。遠猶長也。上下二病。並關臟氣。非若中焦之實可從下而去者。故曰難治。呼吸動搖振振者。氣盛而形衰。不能居矣。故亦不治。

師曰。寸口脈動者。因其王時而動。假令肝王色青。四時各隨其色。肝色青而反色白。非其時色脈。皆當病。

王時。時至而氣王。脈乘之而動。而色亦應之。如肝王於春。脈弦而色青。此其常也。推之四時。無不皆然。若色當青而反白。為非其時而有其色。不特肝病。肺亦當病矣。犯其王氣故也。故曰色脈皆當病。

問曰。有未至而至。有至而不至。有至而不去。有至而太過。何謂也。

師曰。冬至之後。甲子夜半少陽起。少陽之時陽始生。天得溫和。以未得甲子天因溫和。此為未至而至也。以得甲子而天未溫和。為至而不至也。以得甲子而天大寒不解。此為至而不去也。以得甲子而天溫如盛夏五六月時。此為至而太過也。

上之至謂時至。下之至謂氣至。蓋時有常數而不移。氣無定刻而盛還也。冬至之後甲子。謂冬至後六十日也。蓋古造曆者以十一月甲子朔夜半冬至爲曆元。依此推之。則冬至後六十日當復得甲子。而氣盈朔虛。每歲遞遷。於是至日不必皆值甲子。當以冬至後六十日花甲一周。正當雨水之候爲正。雨水者。冰雪解散而爲雨水。天氣溫和之始也。云少陽起者。陽方起而出地。陽始生者。陽始盛而生物。非冬至一陽初生之謂也。竊嘗論之矣。夏至一陰生。而後有小暑大暑。冬至一陽生。而後有小寒大寒。非陰生而反熱。陽生而反寒也。天地之道。否不極則不泰。陰陽之氣。剥不極則不復。夏至六陰盡於地上。而後一陰生於地下。是陰生之時。正陽極之時也。冬至六陽盡於地上而後一陽生於地下。是陽生之時。正陰極之時也。陽極而大熱。陰極而大寒。自然之道也。則所謂陽始生天得溫和者。其不得與冬至陽生同論也審矣。至未得甲子而天已溫。或已得甲子而天反未溫。及已得甲子而天大寒不解。或如夏盛五六月時。則氣之有盈有縮。為候之或後或先。而人在氣交之中者。往往因之而病。惟至人為能與時消息而無忤耳。

師曰。病人脈浮者在前。其病在表。浮者在後。其病在裏。腰痛背強不能行。必短氣而極也。

前謂關前。後謂關後。關前為陽，關後為陰。關前脉浮者。以陽居陽。故病在表。關後脉浮者。以陽居陰。故病在裏。然雖在裏而係陽脉。則為表之裡。而非裡之裡。故其病不在腸胃而在腰背膝脛。而及其至則必短氣而極。所以然者。形傷不去。窮必及氣。表病不除。久必歸裡也。

問曰。經云厥陽獨行。何謂也。師曰。此為有陽無陰。故稱厥陽。厥陽獨行者。孤陽之氣。厥而上行。陽失陰則越。猶夫無妻則蕩也。千金方云。陰脉且解。血散不通。正陽遂厥。陰不往從。此即厥陽獨行之旨歟。

問曰。寸脉沉大而滑。沉則為實。滑則為氣。實氣相搏。血氣入藏即死。入府即愈。此為卒厥。何謂也。師曰。唇口青。身冷。為入藏即死。如身和。汗自出。為入府即愈。

實謂血實。氣謂氣實。實氣相搏者。血與氣并而俱實也。五藏者藏而不瀉。血氣入之。卒不得還。神去機息。則唇青身冷而死。六府者。傳而不藏。血氣入之。乍滿乍瀉。氣還血行。則身和汗出而愈。經云。血之與氣。并走於上。則為大厥。厥則暴死。氣復反則生。不返則死是也。

問曰。脉脱入藏即死。入府即愈。何謂也。師曰。非為一病。百病皆然。

譬如浸淫瘡。從口起。流向四肢者可治。從四肢流來入口者不可治。病在外者可治。入裏者即死。

脉脱者。邪氣乍加。正氣被遏。經隧不通。脉絶似脱。非真脱也。蓋即暴厥之屬。經曰。趺陽脉不出。脾不上下。身冷膚鞕。又曰。少陰脉不至。腎氣微。少精血。為尸厥。即脉脱之謂也。厥病入臓者深而難出。氣竭不復則死。入府者淺而易通。氣行脉出即愈。浸淫瘡。瘡之浸淫不已。外臺所謂轉廣有汁。流遶周身者也。從口流向四肢者。病自内而出外。故可治。從四肢流來入口者。病自外而入裏。故不可治。李瑋西云。病在外二句。概指諸病而言。即上文百病皆然之意。入裏者死。如痺氣入腹。脚氣衝心之類。

問曰。陽病十八。何謂也。師曰。頭痛項腰脊臂脚掣痛。陰病十八。何謂也。師曰。欬上氣喘噦咽腸鳴脹滿心痛拘急。五藏病各有十八。合為九十病。人又有六微。微有十八病。合為一百八病。五勞七傷六極。婦人三十六病。不在其中。清邪居上。濁邪居下。大邪中表。小邪中裏。穀飪之邪。從口入者。宿食也。五邪中人。各有法度。風中於前。寒中於後。濕傷於下。霧傷於上。風令脉浮。寒令脉急。霧傷皮腠。濕流關節。食傷脾胃。極寒傷經。極熱傷絡。

頭項腰脊臂脚。六者病兼上下而通謂之陽者。以其在軀殼之

六極
血氣精
肉骨根

外也。欬上氣喘噦咽陽鳴脹滿心痛拘急。六者病兼藏府。而通謂之陰者。以其在軀殼之裏也。在外者有營病衛病營衛交病之殊。是一病而有三也。三而六之。合為則十八。故曰陽病十八也。在裏者有或虛或實之異。是一病而有二也。九而二之。合則為十八。故曰陰病十八也。五藏病各有十八。六微病又各有十八。則皆六淫邪氣所生者也。蓋邪氣之中人者。有風寒暑濕燥火之六種。而藏府之受邪者。又各有氣分血分氣血並受之三端。六而三之。則為十八。病以十八之數推之。則五藏合得九十病。六微合得一百八病。至於五勞七傷六極。則起居飲食情志之所生也。婦人三十六病。則經月產乳帶下之疾也。均非六氣外淫所致。故曰不在其中。清邪風露之邪。故居於上。濁邪水土之邪。故居於下。大邪漫風。雖大而力散。故中於表。小邪户牖隙風。雖小而氣銳。故中於裏。穀飪飲食之屬。入於口而傷於胃者也。是故邪氣有清濁大小之殊。人身亦有上下表裏之別。莫不各隨其類以相從。所謂各有法度也。故風為陽。而中於前。寒為陰。而中於後。濕氣濁而傷於下。霧氣清而傷於上。經脉陰而傷於寒。絡脉陽而傷於熱。合而言之。無非陽邪親上。陰邪親下。熱邪歸陽。寒邪歸陰之理。

問曰。病有急當救裏救表者。何謂也。師曰。病醫下之。續得下利清穀不止。身體疼痛者。急當救裏。後身疼痛。清便自調者。急當救表也

治實證者。以逐邪為急。治虛證者。以養正為急。蓋正氣不固。則無以禦邪而却疾。故雖身體疼痛。而急當救裏。表邪不去。勢必入裏而增患。故既清便自調。則仍當救表也。

夫病痼疾。加以卒病。當先治其卒病。後乃治其痼疾也。卒病易除。故當先治。痼疾難拔。故宜緩圖。且勿使新邪得助舊疾也。讀此可以知治病緩急先後之序。

師曰。五藏病各有所得者愈。五藏病各有所惡。各隨其所不喜者

為病。病者素不應食。而反暴思之。必發熱也。

所得所惡所不喜。謂居處服食而言。如藏氣法時論云。肝色青宜食甘。心色赤宜食酸。肺色白宜食苦。腎色黑宜食辛。脾色黃宜食鹹。又心病禁溫食熱衣。脾病禁溫食飽食濕地濡衣。肺病禁寒飲食寒衣。腎病禁焠㶼熱食溫炙衣。宣明五氣篇所云。心惡熱。肺惡寒。肝惡風。脾惡濕。腎惡燥。靈樞五味篇所云。肝病禁辛。心病禁鹹。脾病禁酸。肺病禁苦。腎病禁甘之屬。皆是也。五藏病有所得而愈者。謂得其所宜之氣之味之處。足以安藏氣而却病氣也。各隨其所不喜為病者。謂得其所禁所惡之氣之味之處。足以忤藏氣而助病邪也。病者素不應食而反暴思之者。謂平素所不喜之物而反暴思之。由病邪之氣變其藏氣使然。食之則適以助病氣而增發熱也。

夫諸病在臟。欲攻之。當隨其所得而攻之。如渴者與猪苓湯。餘皆倣此。

無形之邪。入結於藏。必有所據。水血痰食皆邪藪也。如渴者。水與熱得而熱結在水。故與猪苓湯利其水而熱亦除。若有食者。食與熱得而熱結在食。則宜承氣湯下其食而熱亦去。若無所得。則無形之邪。豈攻法所能去哉。

金匱　十二

猪苓湯方 見後消渴證中

痙濕暍病脉證治第二

太陽病。發熱無汗。反惡寒者。名曰剛痓。　太陽病。發熱汗出而不惡寒。名曰柔痓。成氏曰。千金云。太陽中風。重感寒濕則變痓。太陽病。發熱無汗為表實。則不當惡寒。今反惡寒者。則太陽中風。重感於寒。為痓病也。以其表實有寒。故曰剛痓。　太陽病。發熱汗出為表虛。則當惡寒。今不惡寒者。風邪變熱。外傷筋脉為痓病也。以其表虛無寒。故曰柔痓。然痓者強也。其病在筋。故必兼有頸項強急。頭熱足寒。目赤頭搖。口噤背反等證。仲景不言者。以

感風脉浮緩
感寒脉浮緊

痙字該之也。活人書亦云。痙者發熱惡寒。與傷寒相似。但其脈沈遲弦細。而項背反張為異耳。

太陽病。發熱。脈沈而細者。名曰痙。為難治。

太陽脈本浮。今反沈者。風得濕而伏。故為痙。痙脈本緊弦。今反細者。陰氣適不足。故難治。

太陽病。發汗太多。因致痙。　夫風病下之則痙。復發汗必拘急。

瘡家雖身疼痛。不可發汗。汗出則痙。

此原痙病之由。有此三者之異。其為脫液傷津則一也。蓋病有太陽風寒不解。重感寒濕。而成痙者。亦有亡血竭氣。損傷陰陽。

而病變成痙者。經云氣主煦之。血主濡之。又云陽氣者精則養神。柔則養筋。陰陽既衰。筋脈失其濡養。而强直不柔矣。此痙病標本虛實之異。不可不辨也。

病者身熱足寒。頸項强急。惡寒時頭熱面赤目赤。獨頭動搖。卒口噤。背反張者。痙病也。若發其汗者。寒濕相得。其表益虛。即惡寒甚。發其汗已。其脉如蛇。

痙病不離乎表。故身熱惡寒。痙為風强病。而筋脈受之。故口噤頭項强。背反張。脉强直。經云。諸暴强直。皆屬於風也。頭熱足寒。面目赤。頭動搖者。風為陽邪。其氣上行。而又主動也。寒濕相得者汗液之濕，與外寒之氣相得不解。而表氣以汗而益虛。寒氣得濕而轉增。則惡寒甚也。其脉如蛇者，脉伏而曲，如蛇行也。痓脉本直。汗之則風去而濕存，故脉直而曲也。

暴腹脹大者，為欲解。脉如故，反伏弦者痓。

此即上文風去濕存之變證。魏氏云。風去不與濕相麗。則濕邪無所依著。必順其下墜之性。而入腹作脹矣。風寒外解而濕下行。所以為欲解也。如是診之。其脉必浮而不沉。緩而不弦矣。乃其脉如故。而反加伏弦。知其邪內連太陰。裏病轉增。而表病不除。乃痓病諸證中之一變也。

金匱

夫痙脉按之緊如弦。直上下行。

緊如弦。即堅直之象。李氏曰。上下行者。自寸至尺。皆見緊直之脉也。脈經亦云。痙病脉緊弦直上下行。

痙病有灸瘡。難治。

有灸瘡者。膿血久漬。穴俞不閉。婁全善云。即破傷風之意。蓋陰傷而不勝風熱。陽傷而不任攻伐也。故曰難治。

太陽病。其證備。身體強。几几然。脉反沈遲。此為痙。括樓桂枝湯主之。

太陽證備者。趙氏謂太陽之脉。自足上行。循背至頭項。此其所過之部而為之狀者。皆是其證是也。几几背強連頸之貌。沈本痓之脉遲。非內寒。乃津液少而營衛之行不利也。傷寒項背強几几。汗出惡風者。脉必浮數。為邪風感於表。此證身體強几几。然脉反沉遲者。為風淫於外而津傷於內。故用桂枝則同。而一加葛根以助其散。一加括樓根兼滋其內。則不同也。

括樓桂枝湯方　括樓根二兩　桂枝三兩　芍藥三兩　甘草二兩　生薑三兩　大棗十二枚

右六味。以水九升。煮取三升。分溫三服。微汗。汗不出。食頃啜熱粥發。

太陽病。無汗而小便反少。氣衝上胸。口噤不得語。欲作剛痓。葛根湯主之。

無汗而小便反少者。風寒濕甚。與氣相持。不得外達。亦并不下行也。不外達。不下行。勢必逆而上衝。為胸滿。為口噤不得語。馴至面赤頭搖項背強直。所不待言。故曰欲作剛痙。葛根湯。即桂枝湯加麻黃葛根。乃剛痙無汗者之正法也。

按痙病多在太陽陽明之交。身體強。口噤不得語。皆其驗也。故加麻黃以發太陽之邪。加葛根兼疏陽明之經。而陽明外主肌肉。內主津液。用葛根者。所以通隧谷而逐風濕。加栝樓者。所以生津液而濡經脉也。

葛根湯方　葛根四兩　麻黃三兩去節　桂枝　甘草炙　芍藥各二兩　生薑三兩　大棗十二枚

右七味以水一斗先煮麻黃葛根減二升去沫内諸藥煮取三升去滓溫服一升覆取微似汗不須啜粥餘如桂枝湯法將息及禁忌

痙為病。胸滿口噤。臥不着席。脚攣急。必齘齒。可與大承氣湯。

此痙病之屬陽明瘀熱者。陽明之筋起於足。結於跗。其直者上結於髀。陽明之脉入齒中。挾口環脣。其支者循喉嚨入缺盆下膈。故為是諸證。然無燥實見證。自宜滌熱。而勿蕩實。乃不用調胃而用大承氣者。豈病深熱極。非此不能治歟。然曰可與則猶有斟酌之意。用者慎之。

大承氣湯方　大黄四兩酒洗　厚朴半斤炙去皮　枳實五枚炙　芒硝三合

右四味。以水一斗。先煮枳朴。取五升。去滓。内大黄。煮二升。去滓。内芒硝。更上微火一兩沸。分温再服。得下餘勿服。

太陽病。關節疼痛而煩。脉沈而細者。此名中濕。亦名濕痺。濕痺之候。小便不利。大便反快。但當利其小便。

濕為六淫之一。故其感人。亦如風寒之先在太陽。但風寒傷於肌腠。而濕則流入關節。風脉浮。寒脉緊。而濕脉則沈而細。濕性濡滯而氣重著。故亦名痺。痺者閉也。然中風者。必先有內風而後召外風。中濕者。亦必先有內濕。而後感外濕。故其人平日土德不及而濕動於中。由是氣化不速。而濕侵於外。外內合邪。為關節疼煩。為小便不利。大便反快。治之者。必先逐內濕。而後可以除外濕。故曰當利其小便。東垣亦云。治濕不利小便。非其治也。然此為脉沉而小便不利者設耳。若風寒在表。與濕相搏。脉浮惡風。身重疼痛者。則必以麻黃白朮薏苡杏仁桂枝附子等。發其汗為宜矣。詳見後條。

濕家之為病。一身盡疼。發熱。身色如熏黃也。

濕外盛者。其陽必內鬱。濕外盛則身疼。陽內鬱則發熱。熱與濕合。交蒸互鬱。則身色如熏黃。熏黃者。如煙之熏。色黃而晦。濕氣沈滯故也。若熱黃。則黃而明。所謂身黃如橘子色也。

濕家其人但頭汗出。背強。欲得被覆向火。若下之早則噦。或胸滿小便不利。舌上如胎者。以丹田有熱。胸上有寒。渴欲得飲而不能飲。則口煩燥也。

寒濕居表。陽氣不得通。而但上越。為頭汗出。為背強。欲得被覆向火。是宜驅寒濕以通其陽。乃反下之。則陽更被抑。而噦乃作矣。或上焦之陽不布。而胸中滿。或下焦之陽不化。而小便不利。

此之謂說

隨其所傷之處而為病也。舌上如胎者。本非胃熱。而舌上津液燥聚如胎之狀。實非胎也。蓋下後陽氣反陷於下。而寒濕仍聚於上。於是丹田有熱。而渴欲得飲。胸上有寒。而復不能飲。則口舌燥煩。而津液乃聚耳。

濕家下之。額上汗出。微喘。小便利者死。若下利不止者亦死。

濕病在表者宜汗。在裏者宜利小便。苟非濕熱蘊積成實。未可遽用下法。額汗出。微喘。陽已離而上行。小便利。下利不止。陰復決而下走。陰陽離決。故死。一作小便不利者死。謂陽上浮而陰不下濟也。亦通。

卜 卜

十八

金匱

風濕相搏。一身盡疼痛。法當汗出而解。值天陰雨不止。醫云此可發其汗。汗之病不愈者。何也。蓋發其汗。汗大出者。但風氣去。濕氣在。是故不愈也。若治風濕者。但微微似欲汗出者。風濕俱去也。

風濕雖竝為六淫之一。然風無形而濕有形。風氣迅而濕氣滯。值此雨淫濕勝之時。自有風易却而濕難除之勢。而又發之速而驟之過。宜其風去而濕不與俱去也。故曰濕之去者。但使陽氣內蒸而不驟泄肌肉關節之間。充滿流行。而濕邪自無地可容矣。此發其汗。但微微似欲汗出之旨歟。

濕家病。身疼發熱。面黃而喘。頭痛鼻塞而煩。其脉大自能飲食腹

寒傷形
熱傷氣
[illegible]

中和無病。病在頭中寒濕。故鼻塞。內藥鼻中則愈。

寒濕在上。則清陽被鬱。身疼頭痛。鼻塞者。濕上甚也。發熱面黃煩喘者。陽上鬱也。而脈大。則非沈細之比。腹和無病。則非小便不利。大便反快之比。是其病不在腹中而在頭。療之者宜但治其頭而毋犯其腹。內藥鼻中。如瓜蒂散之屬。使黃水出。則寒濕去而愈。不必服藥以傷其和也。

濕家身煩疼。可與麻黃加朮湯發其汗為宜。慎不可以火攻之。

身煩疼者。濕兼寒而在表也。用麻黃湯以散寒。用白朮以除濕。喻氏曰。麻黃得朮。則雖發汗。不至多汗。而朮得麻黃。并可以行表裏之濕。不可以火攻者。恐濕與熱合。而反增發熱也。

濟陽治案

治濕痹

麻黃加朮湯方　麻黃三兩去節　桂枝二兩　甘草一兩炙　白朮四兩　杏仁七十個去皮尖

寒濕無風是以解表發

右五味以水九升先煮麻黃減二升去上沫內諸藥煮取二升半去滓溫服八合覆取微汗

病者一身盡疼。發熱。日晡所劇者。此名風濕。此病傷於汗出當風。或久傷取冷所致也。可與麻黃杏仁薏苡甘草湯。

此亦散寒除濕之法。日晡所劇不必泥定肺與陽明。但以濕無來去。而風有休作。故曰此名風濕。然雖言風而寒亦在其中。觀下文云汗出當風。又曰強傷取冷。意可知矣。蓋痓病非風不成。濕痺無寒不作。故以麻黄散寒。薏苡除濕。杏仁利氣。助通泄之用。甘草補中予勝濕之權也。

麻黄杏仁薏苡甘草湯方　麻黄半兩　杏仁十个去皮尖　薏苡半兩　甘草一兩炙

右剉麻豆大每服四錢匕水一盞半煎八分去滓温服有微汗避風。

風濕脉浮身重汗出惡風者。防己黄芪湯主之。

風濕在表。法當從汗而解。乃汗不待發而自出。表尚未解而已虛。汗解之法。不可守矣。故不用麻黃出之皮毛之表。而用防己驅之肌膚之裏。服後如蟲行皮中及從腰下如冰。皆濕下行之徵也。然非芪朮甘草。焉能使衛陽復振。而驅濕下行哉。

防己黃芪湯方　防己一兩　甘草半兩炙　白朮七錢半　黃芪一兩一分

右剉麻豆大每抄五錢匕生薑四片大棗一枚水盞半煎八分去滓溫服　喘者加麻黃半兩　胃中不和者加芍藥三分　氣上衝者加桂枝三分　下有陳寒者加細辛三分

服後當如蟲行皮中從腰下如冰後坐被上又以一被繞腰下溫令微汗差

傷寒八九日，風濕相搏，身體疼煩，不能自轉側，不嘔不渴，脈浮虛而濇者，桂枝附子湯主之。若大便堅，小便自利者，去桂枝加白朮湯主之。

恐是少陽 濇是陽明

身體疼煩，不能自轉側者，邪在表也；不嘔不渴，裏無熱也；脈浮虛而濇，知其風濕外持，而衛陽不正，故以桂枝湯去芍藥之酸收，加附子之辛溫，以振陽氣而敵陰邪。若大便堅，小便自利，知其在表之陽雖弱，而在裏之氣猶治，則皮中之濕，自可驅之於裏，使從水道而出，不必更發其表，以危久弱之陽矣。故於前方去桂枝之辛散，加白朮之苦燥，合附子之大力健行者，於以並

走皮中而逐水氣。亦因勢利導之法也

桂枝附子湯方　桂枝四兩　附子三枚炮去皮破八片　生薑三兩切　甘草二兩炙　大棗十二枚擘

右五味以水六升煮取二升去滓分溫三服

白朮附子湯方　白朮一兩　附子一枚炮去皮　甘草二兩炙　生薑一兩半　大棗六枚

右五味以水三升煮取一升去滓分溫三服一服覺身痹半日許再服三服都盡其人如冒狀勿怪即是朮附竝走皮中逐水氣未得除故耳。

風濕相搏。骨節疼煩。掣痛。不得屈伸。近之則痛劇。汗出短氣。小便不利。惡風不欲去衣。或身微腫者。甘草附子湯主之。

此亦濕勝陽微之證。其治亦不出助陽散濕之法。云得微汗則解者。非正發汗也。陽復而陰自解耳。夫風濕在表。本當發汗而解。麻黃加朮湯。麻黃杏仁薏苡甘草湯。其正法也。而汗出表虛者。不宜重發其汗。則有防己黃芪實表行濕之法。而白朮附子。則又補陽以為行者也。表虛無熱者。不可遽發其陽。則有桂枝附子溫經散濕之法。而甘草附子則兼補中以為散者也。即此數方。而仲景審病之微。用法之變。蓋可見矣。

甘草附子湯方　甘草二兩炙　附子二枚炮去皮　白朮二兩　桂枝四兩

右四味以水六升煮取三升去滓溫服一升日三服初服得微汗則解能食汗出復煩者服五合恐一升多者宜服六七合為妙

太陽中暍。發熱惡寒。身重而疼痛。其脈弦細芤遲。小便已洒洒然毛聳。手足逆冷。小有勞。身即熱。口開前板齒燥。若發其汗。則惡寒甚。加溫鍼則發熱甚。數下之則淋甚。

中暍即中暑。暑亦六淫之一。故先傷太陽而為寒熱也。然暑者陽邪也。乃其證反身重疼痛。其脈反弦細而遲者。雖名中暍而實兼濕邪也。小便已。洒洒毛聳者。太陽主表。內合膀胱。便已而氣餒也。手足逆冷者。陽內聚而不外達。故小有勞。即氣出而身熱也。口開前板齒燥者。熱盛於內而氣淫於外也。蓋暑雖陽邪。而氣恒與濕相合。陽求陰之義也。暑因濕入而暑反居濕之中。陰包陽之象也。治之者一如分解風濕之法。辛以散濕。寒以清暑可矣。若發汗則徒傷其表。溫鍼則更益其熱。下之則熱且內陷。變證隨出。皆非正治暑濕之法也。

太陽中熱者。暍是也。汗出惡寒。身熱而渴。白虎加人參湯主之。

中熱亦即中暑。暍即暑之氣也。惡寒者。熱氣入則皮膚緩。腠理開闔則洒然寒與傷寒惡寒者不同。發熱汗出而渴，表裏俱熱熾，胃陰待涸，求救於水，故與白虎加人参以清熱生陰，為中暑而無濕者之法也。

白虎加人参湯方

知母六兩　石膏一斤，碎，綿裹　甘草二兩，炙　粳米六合　人参三兩

右五味，以水一斗，煮米熟湯成，去滓，溫服一升，日三服。

太陽中暍，身熱疼重，而脈微弱，此以夏月傷冷水，水行皮中所致也，一物瓜蒂湯主之。

暑之中人也，陰虛而多火者，暑即寓於火之中，為汗出而煩渴

陽虛而多濕者。暑即伏於濕之內。為身熱而疼重。故暑病恒以濕為病而治濕即所以治暑。瓜蒂苦寒。能吐能下。去身面四肢水氣。水去而暑無所依。將不治而自解矣。此治中暑兼濕者之法也。

瓜蒂湯方　瓜蒂二十个

右剉以水一升煮取五合去滓頓服

百合狐惑陰陽毒病證治第三

論曰。百合病者。百脉一宗。悉致其病也。意欲食。復不能食。常默默。欲卧不能卧。欲行不能行。飲食或有美時。或有不欲聞食臭時。如寒、無寒。如熱、無熱。口苦小便赤。諸藥不能治。得藥則劇吐利。如有神靈者。身形如和。其脉微數。每溺時頭痛者六十日乃愈。若溺時頭不痛。淅淅然者。四十日愈。若溺快然。但頭眩者。二十日愈。其證或未病而預見。或病四五日而出。或二十日或一月後見者。各隨證治之。

百脉一宗者。分之則為百脉。合之則為一宗。悉致其病則無之非病矣。然詳其證。意欲食矣。而復不能食。常默默靜矣。而又躁不得卧。飲食或有時美矣。而復有不欲聞食臭時。如有寒如有熱矣。而又不見為寒。不見為熱。諸藥不能治。得藥則劇吐利矣

而又身形如和。全是恍惚去來。不為可憑之象。惟口苦小便赤
脉微數。則其常也。所以者何。熱邪散漫。未統於經。其氣遊走無
定。故其病亦去來無定。而病之所以為熱者。則徵於脉見於口
與便。有不可掩然者矣。夫膀胱者。太陽之府。其脉上至巔頂。而
外行皮膚。溺時頭痛者。太陽乍虛。而熱氣乘之也。淅然快然。則
遞減矣。夫乍虛之氣。溺已即復。而熱淫之氣。得陰乃解。故其甚
者必六十日之久。諸陰盡集。而後邪退而愈。其次四十日。又其
次二十日。熱差減者。愈差速也。此病多於傷寒熱病。前後見之。
其未病而預見者。熱氣先動也。其病後四五日。或二十日。或一

目見者。遺熱不去也。各隨其證以治。具如下文。

百合病發汗後者。百合知母湯主之。

人之有百脈。猶地之有衆水也。衆水朝宗於海。百脈朝宗於肺。故百脈不可治。而可治其肺。百合味甘平微苦。色白入肺。治邪氣。補虛清熱。故諸方悉以之爲主。而隨證加藥治之。用知母者。以發汗傷津液故也。

百合知母湯方　百合七枚，擘　知母三兩

右先以水洗百合。漬一宿。當白沫出。去其水。別以泉水二升煎取一升。去滓。別以泉水二升煎知母。取一升。後合煎。取一

升五合分溫再服

百合病下之後者。百合滑石代赭湯主之。

百合病不可下而下之。必傷其裏。故復以滑石代赭者。蓋欲因下藥之勢。而抑之使下。導之使出。亦在下者。引而竭之之意也。

百合滑石代赭湯方　百合七枚擘　滑石三兩碎綿裹　代赭石如彈丸大一枚碎綿裹

右先煎百合如前法。別以泉水二升煎滑石代赭。取一升。去滓後合和重煎。取一升五合。分溫再服

百合病吐之後者。百合雞子湯主之。

本草雞子安五藏。治熱疾。吐後藏氣傷而病不去。用之不特安

內亦且擾外也。

百合雞子湯方　百合七枚　雞子黃一枚

右先煎百合如前法了，內雞子黃攪勻，煎五分溫服。

百合病不經吐下發汗，病形如初者，百合地黃湯主之。

此則百合病正治之法也。蓋肺主行身之陽，腎主行身之陰。百合色白入肺，而清氣中之熱；地黃色黑入腎，而除血中之熱。氣血既治，百脈俱清，雖有邪氣，亦必自下。服後大便如漆，則熱除之驗也。外臺云：大當便出黑沫。

百合地黃湯方　百合七枚　生地黃汁一升

右先煎百合如前法乃内地黄汁煎取一升五合温分再服中病勿更服大便當如漆

百合病一月不解變成渴者百合洗方主之

病久不解而變成渴邪熱留聚在肺也單用百合漬水外洗者以皮毛爲肺之合其氣相通故也洗已食煮餅按外臺云洗身訖食白湯餅今餺飥也本草粳米小麥並除熱止渴勿以鹹豉者恐鹹味耗水而增渴也

百合洗方　百合一升以水一斗漬之一宿以洗身洗已食煮餅勿以鹹豉也

百合病渴不差者，括蔞牡蠣散主之。

病變成渴，與百合洗方而不差者，熱盛而津傷也。括蔞根苦寒生津止渴，牡蠣鹹寒引熱下行，不使上爍也。

括蔞牡蠣散方　括蔞根　牡蠣熬，等分

右為細末，飲服方寸匕，日三服。

百合病變發熱者，百合滑石散主之。

病變發熱者，邪聚於裏而見於外也。滑石甘寒，能除六府之熱，得微利，則裏熱除而表熱自退。

百合滑石散方　百合炙，一兩　滑石三兩

右二味為散飲服方寸匕日三服當微利者止服熱則除

百合病。見於陰者。以陽法救之。見於陽者。以陰法救之。見陽攻陰。復發其汗。此為逆。見陰攻陽。乃復下之。此亦為逆。

病見於陰。甚必及陽。病見於陽。窮必歸陰。以法救之者。養其陽以救陰之偏。則陰以平而陽不傷。補其陰以救陽之過。則陽以和而陰不傷。內經用陰和陽。用陽和陰之道也。若見陽之病而攻其陰。則併傷其陰矣。乃復發汗。是重傷其陽也。故為逆。見陰之病而攻其陽。則併傷其陽矣。乃復下之。是重竭其陰也。故亦為逆。以百合為邪少虛多之證。故不可直攻其病。亦不可誤攻其無病如此。

狐惑之為病。狀如傷寒。默默欲眠。目不得閉。臥起不安。蝕於喉為惑。蝕於陰為狐。不欲飲食。惡聞食臭。其面目乍赤乍黑乍白。蝕於上部則聲嗄。甘草瀉心湯主之。蝕於下部則咽乾。苦參湯洗之。蝕於肛者。雄黃熏之。

狐惑蟲病。即巢氏所謂䘌病也。默默欲眠。目不得閉。臥起不安。其躁擾之象。有似傷寒少陰熱證。而實為䘌之亂其心也。不欲飲食。惡聞食臭。有似傷寒陽明實證。而實為蟲之擾其胃也。其面目乍赤乍黑乍白者。蟲之上下聚散無時。故其色變更不一。

甚者脉亦大小無定也蓋雖蟲病而能使人惑亂而狐疑故名曰狐惑。徐氏曰蝕於喉為惑謂溼熱於上。如惑亂之氣感而生蟲蝕於陰為狐謂熱溼於下柔害而幽隱。如狐性之陰也。亦通。蝕於上部。即蝕於喉之謂。故聲嗄。蝕於下部。即蝕於陰之謂。陰內屬於肝。而咽門為肝膽之候。金出子病自下而衝上則咽乾也。至生蟲之由。則趙氏所謂濕熱停久蒸腐氣血而成瘀濁。於是風化所腐而成蟲者當矣。甘草瀉心不特使中氣運而濕熱自化。抑亦苦辛雜用。足勝殺蟲之任。其苦參雄黃。則皆清燥殺蟲之品。洗之熏之。就其近而治之耳。

甘草瀉心湯方　甘草炙四兩　黄芩　乾薑　人參各三兩　半夏半升　黄連一兩　大棗十二枚

右七味以水一斗煮取六升去滓再煮取三升温服一升日三服。

苦參湯方　苦參一升以水一斗煎取七升去滓熏洗日三

雄黄熏法　雄黄一味為末筒瓦二枚合之燒向肛熏之

病者脉數無熱微煩。默默但欲卧汗出。初得之三四日目赤如鳩眼。七八日目四眥黑。若能食者膿已成也。赤豆當歸散主之。

脉數微煩。默默但欲卧。熱盛於裏也。無熱汗出。病不在表也。三四日目赤如鳩眼者。肝藏血中之熱。隨經上注於目也。經熱如此。藏熱可知。其為畜熱不去將成癰腫無疑。至七八日目四眥黑。赤色迎而變黑。則癰尤甚矣。夫肝與胃。互為勝負者也。肝方有熱。勢必以其熱侵及於胃。而肝既成癰。胃即以其熱併之於肝。故曰若能食者。知膿已成也。且膿成則毒化。毒化則不特胃和而肝亦和矣。赤豆當歸乃排膿血除濕熱之良劑也。

再按此一條。注家有目為狐惑病者。有目為陰陽毒者。要之亦是濕熱蘊毒之病。其不腐而為蟲者。則積而為癰。不發於身面者。則發於腸藏。亦病機自然之勢也。仲景意謂與狐惑陰陽毒同源而異流者。故特論列於此歟。

赤豆當歸散方　赤小豆三升浸令芽出曝乾　當歸十兩

右二味杵為散漿水服方寸匕日三服

陽毒之為病。面赤斑斑如錦紋。咽喉痛。吐膿血。五日可治。七日不可治。升麻鱉甲湯主之。

陰毒之為病。面目青。身痛如被杖。咽喉痛。五日可治。七日不可治。升麻鱉甲湯去雄黃蜀椒主之。

毒者。邪氣蘊蓄不解之謂。陽毒非必極熱。陰毒非必極寒。邪在陽者為陽毒。邪在陰者為陰毒也。而此所謂陰陽者。亦非藏府氣血之謂。但以面赤斑斑如錦紋。咽喉痛。唾膿血。其邪著而在表者謂之陽。面目青。身痛如被杖。咽喉痛。不唾膿血。其邪隱而在表之裏者謂之陰耳。故皆得用升溫升散之品。以發其蘊蓄不解之邪。而亦並用甘潤鹹寒之味。以安其邪氣經擾之陰。五日邪氣尚淺。發之猶易。故可治。七日邪氣已深。發之則難。故不可治。其蜀椒雄黃二物。陽毒用之者。以陽從陽。欲其速散也。陰毒去之者。恐陰邪不可劫。而陰氣反受損也。

升麻鱉甲湯方　鱉甲手指大一片炙　雄黃半兩研　升麻　當歸　甘草各二兩　蜀椒一兩炒去汗

右六味以水四升煮取一升頓服之若不再服取汗肘後千金方陽毒用升麻湯無鱉甲有桂陰毒用甘草湯無雄黃

瘧病脉證并治第四

師曰。瘧脉自弦。弦數者多熱弦遲者多寒。弦小緊者下之差。弦遲者可溫之。弦緊者可發汗鍼灸也。浮大者可吐之。弦數者風發也。以飲食消息止之。

瘧者少陽之邪。弦者少陽之脈。有是邪。則有是脈也。然瘧之舍。固在半表半裏之間。而瘧之氣則有偏多偏少之異。故其病有熱多者有寒多者。有裏多而可下者。有表多而可汗可吐者。有風從熱出。而不可以發散者。當各隨其脉而施治也。徐氏曰脉大者為陽。小者為陰。緊雖寒脉。小緊則內入而為陰矣。陰不可從表散。故曰下之愈。遲既為寒。溫之無疑。弦緊不沉為寒脉而非陰脉。非陰故可發汗鍼灸也。瘧脉緊弦而忽浮大。知邪在高分。高者引而越之。故可吐。喻氏曰仲景既云弦數者多熱矣。而復申一義云弦數者風發。見多熱不已。必至於極熱。熱極則生風。風生則肝木侮土。而傳其熱於胃。坐耗津液。此非可徒求之藥。須以飲食消息止其熾熱。即梨汁蔗漿生津止渴之屬。正內經風淫於內。治以甘寒之旨也。

病瘧以月一日發。當十五日愈。設不差。當月盡解。如其不差。當云何。師曰此結為癥瘕。名曰瘧母。急治之。宜鱉甲煎丸。

天氣十五日一更。人之氣亦十五日一更。氣更則邪當解也。否則三十日天人之氣再更。而邪自不能留矣。設更不愈。其邪必假血依痰。結為癥瘕。僻處脇下。將成負固不服之勢。故宜急治。鱉甲煎丸。行氣逐血之藥頗多。而不嫌其峻。一日三服。不嫌其急。所謂乘其未集而擊之也。

鱉甲煎丸方　鱉甲十二分炙　烏扇三分燒即射干　黃芩三分　柴胡六分

鼠婦三分熬　乾薑　大黃　桂枝　石葦去毛　厚朴　紫葳即凌霄

半夏　阿膠各三分　芍藥　牡丹去心　䗪蟲各五分　葶藶　人參各一分　瞿麥二分　蜂窠四分熬　赤硝十二分　蜣螂六分熬　桃仁二分去皮尖研

右二十三味為末取煆灶下灰一斗清酒一斛五升浸灰候酒盡一半着鱉甲於中煮令泛爛如膠漆絞取汁內諸藥煎為丸如梧子大空心服七丸日三服千金方用鱉甲十二片

又有海藻三分大戟一分無鼠婦赤消二味

師曰。陰氣孤絕。陽氣獨發。則熱而少氣煩寃。手足熱而欲嘔。名曰癉瘧。若但熱不寒者。邪氣內藏於心。外舍分肉之間。令人消爍肌肉。

此與內經論癉瘧文不同。夫陰氣虛者。陽氣必發。發則足以傷氣而耗神。故少氣煩冤也。四肢者。諸陽之本。陽盛則手足熱也。欲嘔者。熱干胃也。邪氣內藏於心者。癉為陽邪。心為陽藏。以陽從陽。故邪外舍分肉。而其氣則內通心藏也。消爍肌肉者。肌肉為陰。陽極則陰消也。

溫瘧者。其脈如平。身無寒但熱。骨節煩疼。時嘔。白虎加桂枝湯主之。

此與內經論溫瘧文不同。內經言其因。此詳其脈與證也。癉瘧溫瘧俱無寒但熱。俱嘔。而其因不同。癉瘧者。肺素有熱。而加外感。為表寒裏熱之證。緣陰氣內虛。不能與陽相爭。故不作寒也。

温瘧者。邪氣内藏腎中。至春夏而始發。為伏氣外出之證。寒蓄久而變熱。故亦不作寒也。脉如平者。病非乍感。故脉如其平時也。骨節煩疼。時嘔者。熱從腎出。外舍於其合。而上併於陽明也。白虎甘寒除熱。桂枝則因其勢而達之耳。

白虎加桂枝湯方　知母六两　石膏一斤　甘艸炙二两　粳米二合　桂枝三两

右五味。以水一斗。煮米熟湯成。去滓。温服一升。日三服

瘧多寒者。名曰牡瘧。蜀漆散主之。

瘧多寒者。非真寒也。陽氣為痰飲所遏。不得外出肌表。而但内

伏心間心牡藏也。故名牡瘧。蜀漆能吐瘧痰。痰去則陽伸而寒愈。取雲母龍骨者。以蜀漆上越之猛。恐并動心中之神與氣也。

蜀漆散方　蜀漆洗去腥　雲母石燒二日夜　龍骨各等分

右三味杵為散。未發前以漿水服半錢匕

附外臺秘要三方

牡蠣湯方　牡蠣　麻黃各四兩　甘草二兩　蜀漆三兩

右四味。以水八升。先煮蜀漆麻黃。去上沫。得六升。內諸藥。煮取二升。溫服一升。若吐則勿更服。○按此係宋孫奇等所附。蓋取蜀漆散之意。而外攻之力較猛。云云。趙氏云牡蠣更堅消總麻黃非獨散寒。且可發越陽氣。使通於外。結散陽通。其病自愈。

柴胡去半夏加栝蔞根湯方　治瘧病發渴者亦治勞瘧　柴胡八兩　人參　黃芩　甘草各三兩　栝樓根四兩　生薑二兩　大棗十二枚

右七味以水一斗二升煮取六升去滓再煎取三升溫服一升日二服。

柴胡桂薑湯方　治瘧寒多微有熱或但寒不熱服一劑如神

柴胡半斤　桂枝三兩　乾薑二兩　栝樓根四兩　黃芩三兩

甘草炙二兩　牡蠣熬二兩

右八味以水一斗煮取六升去滓再煎取三升温服一升日三初服微煩復服汗出便愈

讀义曰此與牡瘧相類而實非。牡瘧邪客心下。此風寒濕痺於肌表。肌表既痺。陽氣不得通於外。遂鬱伏於榮血之中。陽氣化熱。血滯成瘀。着於其處。遇衛氣行陽二十五度及之。則病作。其邪之入榮者。既無外出之勢。而榮之素痺者。亦不出而與陽爭。故少熱或無熱也。是用柴胡為君。發其鬱伏之陽。黄芩為佐。清其半裏之熱。桂枝乾姜。所以通肌表之痺。括樓根牡蠣。除留熱消瘀血。甘草和諸藥調陰陽也。得浮則痺邪散。血熱行。而病愈矣。

中風歷節病脈證并治第五

夫風之為病。當半身不遂。或但臂不遂者。此為痺。脈微而數。中風使然。

風徹於上下。故半身不遂。痺閉於一處。故但臂不遂。以此見風重而痺輕。風動而痺着也。風從虛入。故脈微。風發而成熱。故脈數。曰中風使然者。謂痺病亦是風病。但以在陽者則為風。而在陰者則為痺耳。

寸口脈浮而緊。緊則為實。浮則為虛。寒虛相搏。邪在皮膚。浮者血虛。絡脈空虛。賊邪不瀉。或左或右。邪氣反緩。正氣即急。正氣引邪。喎僻不遂。邪在於絡。肌膚不仁。邪在於經。即重不勝。邪入於府。即不識人。邪入於藏。舌即難言。口吐涎沫。

寒虛相搏者。正不足而邪乘之。為風寒初感之診也。浮為血虛者。氣行脈外而血行脈中。脈浮者沉不足。為血虛也。血虛則無以充灌皮膚。而絡脈空虛。并無以捍禦外氣。而賊邪不瀉。由是或左或右。隨其空處而留着矣。邪氣反緩。正氣即急者。受邪之處。筋脈不用而緩。無邪之處。正氣獨治而急。緩者為急者所引。

則口目爲僻。而肢體不遂。是以左喎者邪反在右。右喎者邪反在左。然或左或右。則有邪正緩急之殊。而爲表爲裏。亦有經絡藏府之別。經云經脈爲裏。支而横者爲絡。絡之小者爲孫。是則

風乘虛入

熱傷乃化

絡淺而經深。絡小而經大。故絡邪病於肌膚。而經邪病連筋骨。甚而入腑。又甚而入臟。則邪遞深矣。蓋神藏於臟。而通於腑。腑病則神窒於內。故不識人。諸陰皆連舌本。臟氣厥不至舌下。則機息於上。故舌難言而涎自出也。

侯氏黑散　治大風四肢煩重。心中惡寒不足者。

菊花四十分　白朮　防風各十分　桔梗八分　黄芩五分　細辛

乾薑　人參　茯苓　當歸　川芎　牡蠣　礬石　桂枝（各三分）

右十四味，杵為散，酒服方寸匕，日一服。初服二十日，溫酒調服，禁一切魚肉、大蒜。常宜冷食，六十日止，即藥積腹中不下也。熱食即下矣，冷食自能助藥力。

此方所孫奇等所附。而去風除熱。補虛下痰之法畢備。以為中風之病。莫不由是數者所致云爾。學者得其意。毋泥其迹可也。

寸口脈遲而緩。遲則為寒。緩則為虛。營緩則為亡血。衛緩則為中風。邪氣中經。則身癢而癮疹。心氣不足。邪氣入中。則胸滿而短氣。

遲者行之不及，緩者至而無力。不及為寒，無力為虛也。沉而緩者為營不足，浮而緩者為衛中風。衛在表，而營在裏也。經不足而風入之，血為風動，則身體癢而癮疹。心氣不足而風中之，陽用不布，則胸滿而短氣。經行說中，而必處胸間也。

風引湯 除熱癱癇

大黃 乾薑 龍骨各四兩 桂枝三兩 甘草 牡蠣各二兩

寒水石 滑石 赤石脂 白石脂 紫石英 石膏各六兩

右十二味，杵，粗篩，以韋囊盛之，取三指撮，井花水三升，煮三沸，溫服一升。治大人風引，少小驚癇瘛瘲，日數發，醫所不療，除熱。

云岐氏云，脚氣宜風引湯。

此下熱清熱之劑。孫奇以為中風多從熱起，故特附於此歟。中有薑桂石脂龍骨牡蠣者，蓋以澀斂泄，以熱監寒也。然亦猛劑，用者審之。

防己地黄湯　治病如狂狀，妄行獨語不休，無寒熱，其脉浮

防己　甘草各一分　桂枝　防風各三分

右四味，以酒一杯漬之，絞取汁。生地黄二斤，㕮咀，蒸之如斗米飯久，以銅器盛藥汁，更絞地黄汁，和分再服。

狂走譫語，身熱脉大者，屬陽明也。此無寒熱，其脉浮者，乃血虚

生熱。邪并於陽而然。桂枝防風防已甘草酒浸取汁。用是輕清歸之於陽。以散其邪。用生地黄之甘寒。熟蒸使歸於陰。以養血除熱。蓋藥生則散表。熟則補衰。此煎煮法。亦表裏法也。趙氏

頭風摩散　大附子一枚　鹽等分

右二味為散。沐了以方寸匕摩疾上。令藥力行

寸口脉沉而弱。沉即主骨。弱即主筋。沉即為腎。弱即為肝。汗出入水中。如水傷心。歷節痛。黄汗出。故曰歷節。

此為肝腎先虚。而心陽複鬱。為歷節黄汗之本也。心氣化液為汗。汗出入水中。水寒之氣。從汗孔侵入心藏。外水內火。鬱為濕

熱。汗液則黃。浸淫筋骨。歷節乃痛。歷節者。遍節皆痛也。蓋非肝腎先虛。則雖得水氣。未必便入筋骨。非水濕內侵。則肝腎雖虛。未必便成歷節。仲景欲舉其標。而先究其本。以為歷節多從虛得之也。○淵後水氣篇中云黃汗之病。以汗出入水中浴。水從汗孔入得之。合觀二條。知歷節黃汗。為同源異流之病。其瘀鬱上焦者。則為黃汗。其併傷筋骨者。則為歷節也。

趺陽脈浮而滑。滑則穀氣實。浮則汗自出。少陰脈浮而弱。弱則血不足。浮則為風。風血相搏。即疼痛如掣。盛人脈濇小。短氣自汗出。歷節疼。不可屈伸。此皆飲酒汗出當風所致。

趺陽脉浮者風也。脉滑者穀氣盛也。汗生於穀。而風性善泄。故汗自出。風血相搏者。少陰血虛。而風復擾之。為疼痛如掣也。趺陽少陰二條合看。知陽明穀氣盛者。風入必與汗偕出。少陰血不足者。風入遂着而成病也。盛人脉濇小短氣者。形盛於外而氣歉於內也。自汗出。濕復勝也。緣酒客濕本內積。而汗出當風。則濕復外鬱。內外相召。流入關節。故歷節痛不可屈伸也。合三條觀之。汗出入水者。熱為濕鬱也。風血相搏者。血為風動也。飲酒汗出當風者。風濕相合也。歷節病因。有是三者不同。其為從虛所得則一也。

諸肢節疼痛。身體尪羸。脚腫如脫。頭眩短氣。溫溫欲吐。桂枝芍藥知母湯主之。

諸肢節疼痛。即歷節也。身體尪羸。脚腫如脫。形氣不足。而濕熱下甚也。頭眩短氣。溫溫欲吐。濕熱且從下而上衝矣。與脚氣衝心之候頗同。桂枝麻黃防風散濕於表。芍藥知母甘草除熱於中。白朮附子驅濕於下。而用生姜最多。以止嘔降逆。為濕熱外傷肢節。而復上衝心胃之治法也。

桂枝芍藥知母湯方

桂枝四兩　芍藥三兩　甘草　麻黃　附子各二兩，炮　白朮　知母　防風各四兩　生薑五兩

右九味以水七升煮取二升温服七合日三服

味酸則傷筋筋傷則緩名曰泄鹹則傷骨骨傷則痿名曰枯枯泄相搏名曰斷泄營氣不通衛不獨行營衛俱微三焦無所御四屬斷絕身體羸瘦獨足腫大黄汗出脛冷假令發熱便為歷節也

此病由傷肝腎而由然滋味不節者也枯泄相搏即筋骨並傷之謂曰斷泄者言其營氣不續而精神時越也營不通因而衛不行者病在陰而及於陽也不通不行非壅塞而實蓋即營衛涸流之意四屬四肢也營衛者水穀之氣三焦受氣於水穀而四肢稟氣於三焦故營衛微則三焦無氣而四肢失養也由是精

微不化於上。而身體羸瘦。陰濁獨注於下。而足腫脛冷。黃汗出。此病類似歷節黃汗。而實非水濕為病。所謂肝腎雖虛。未必便成歷節者是也。而歷病不能發熱。歷節則未有不熱者。故曰假令發熱。便為歷節。復水氣篇中又云。黃汗之病。兩脛自冷。假令發熱。此屬歷節。是即黃汗歷節而又致其辨也。詳見本文。

病歷節不可屈伸。疼痛。烏頭湯主之。

此治寒濕歷節之正法也。寒濕之邪。非麻黃烏頭不能去。而病在筋節。又非如皮毛之邪可一汗而散者。故以黃芪之補。白芍之收。甘草之緩。牽制二物。俾得深入而去留邪。如衛瓘監鍾鄧入蜀使其成功，而不及於亂，乃制方之要妙也。

烏頭湯　亦治腳氣疼痛，不可屈伸。

麻黃　芍藥　黃芪　甘草各三兩炙　烏頭五枚㕮咀，以蜜二升煎取一升，即出烏頭

右四味，以水三升，煮取一升，去滓，內蜜煎中，更煎之，服七合，不知盡服之。

礬石湯　治腳氣衝心

礬石二兩　右一味，以漿水一斗五升，煎三五沸，浸腳良。

腳氣之病，濕傷於下，而氣衝於上。礬石味酸澀，性燥，能却水收濕解毒。毒解濕收，上衝自止。

附方

古今錄驗續命湯治中風痱身體不能自收持口不能言冒昧不知痛處或拘急不得轉側

麻黃　桂枝　甘草　乾薑　石膏　當歸　人參各三兩　杏仁四十粒　川芎一兩五錢

右九味以水一斗煑取四升溫服一升當小汗薄覆脊憑几坐汗出則愈不汗更服無所禁勿當風幷治但伏不得臥咳逆上氣面目浮腫

痱者廢也。精神不持。筋骨不用。非特邪氣之擾。亦真氣之衰也。

麻黄桂枝所以散邪，人參當歸所以養正，石膏合杏仁助散邪之力，甘草合乾薑為複氣之需而乃攻補兼行之法也。

千金三黄湯　治中風手足拘急，百節疼痛，煩熱心亂，惡寒，經日不欲飲食。

麻黄五分　獨活四分　細辛　黄芪各二分　黄芩三分

右五味，以水六升，煮取二升，分温三服，一服小汗，二服大汗。心熱加大黄二分，腹滿加枳實一枚，氣逆加人參三分，悸加牡蠣三分，渴加栝樓根三分，先有寒加附子一枚。

近效术附湯　治風虛頭重眩，苦極，不知食味，煖肌補中，益精氣

白朮一兩　附子一枚半炮去皮　甘草一兩炙

右三味剉每服五錢匕薑五片棗一枚水盞半煎七分去滓溫服

崔氏八味丸治脚氣上入少腹不仁

熟地黄八兩　山茱萸　山藥各四兩　澤瀉　茯苓　牡丹皮各三兩　肉桂　附子各一兩炮

右八味末之煉蜜和丸梧子大酒下十五丸日再服

腎之脉。起於足而入於腹。腎氣不治。寒濕之氣隨經上入。聚於少腹。為之不仁。非驅濕散寒之劑所可治者。須以腎氣丸補腎中之氣。以為生陽化濕之用也。

千金越婢加朮湯治肉極熱則身體津脫腠理開汗大泄厲風氣

下焦腳弱

麻黃六兩　石膏半斤　生薑三兩　甘草二兩　白朮四兩

大棗十五枚

右六味以水六升先煮麻黃去上沫內諸藥煮取三升分溫三

服　惡風加附子一枚炮

血痹虛勞病脈證并治第六

問曰。血痹之病從何得之。師曰夫尊榮人骨弱。肌膚盛重因疲勞

汗出卧不時動搖。加被微風遂得之。但以脈自微濇在寸口關上

小緊。宜鍼引陽氣。令脈和緊去則愈。

陽氣者。衛外而為固也。乃因疲勞汗出。而陽氣一傷。卧不時動揺。而陽氣再傷。於是風氣雖微。得以直入血中而為痹。經云。邪入於陰則痹也。脉微為陽微。濇為血滯。緊則邪之微也。血中之邪。始以陽氣傷而得入。終必得陽氣通而後出。而痹之為病血既以風入而痹於外。陽亦以血痹而止於中。故必針以引陽使出。陽出而邪去。邪去而脈緊乃和。血痹乃通。以是知血分受痹。不當獨治其血矣。

血痹陰陽俱微。寸口關上微。尺中小緊。外證身體不仁。如風痹狀。

黄芪桂枝五物湯主之。

陰陽俱微。該人迎趺陽太谿為言。寸口關上微。尺中小緊。陽不足而陰為痺之象。不仁者。肌體頑痺痛痒不覺。如風痺狀而實非風也。黄芪桂枝五物。和榮之滯。助衛之行。亦針引陽氣之意。以脉陰陽俱微。故不可針而可藥。經所謂陰陽形氣俱不足者。勿刺以針而調以甘藥也。

黄芪桂枝五物湯方　黄芪三兩　芍藥三兩　桂枝三兩　生薑六兩　大棗十二枚

右五味以水六升煮取二升温服七合日三服

夫男子平人脈大為勞，脈極虛亦為勞。

陽氣者煩勞則張，故脈大，勞則氣耗，故脈極虛。李氏曰，脈大非氣盛也，重按必空濡，大者勞脈之外暴者也，極虛者勞脈之內衰者也。

男子面色薄，主渴及亡血，卒喘悸，脈浮者，裏虛也。

渴者，陰氣不足也。亡血者不華於色，故面色薄者，知其渴及亡血也。李氏曰，勞者氣血俱耗，氣虛則喘，血虛則悸，卒者猝然見此病也。脈浮為裏虛，以勞則真陰失守，孤陽無根，氣散於外，而精奪於內也。

男子脈虛沉弦，無寒熱，短氣裏急，小便不利，面色白，時目瞑兼衄，少腹滿，此為勞使之然。 勞之為病，其脈浮大，手足煩，春夏劇，秋冬差，陰寒精自出，痠削不能行。男子脈浮弱而濇，為無子，精氣清冷。

脈虛沉弦者，勞而傷陽也。故為短氣而裏急，為小便不利，少腹滿，為面色白，而其極則併傷其陰，而目瞑兼衄。目瞑，目不明也。脈浮者，勞而傷陰也，故為手足煩，為痠削不能行，為春夏劇，而秋冬差，而其極則併傷其陽，而陰寒精自出。此陰陽之根自然之道也。若脈浮弱而濇，則精氣交虧，而清冷不溫，此得之天稟薄弱，故當無子。

夫失精家，少腹弦急，陰頭寒，目眩，髮落，脉極虛芤遲，為清穀亡血失精。脉得諸芤動微緊，男子失精，女子夢交，桂枝龍骨牡蠣湯主之。

脉極虛芤遲者，精失而虛及其氣也，故少腹弦急，陰頭寒而目眩。脉得諸芤動微緊者，陰陽並乖，而傷及其神與精也，故男子失精，女子夢交。沈氏所謂勞傷心腎，火浮不斂，則為心腎不交，陽泛於上，精孤於下，火不攝水，不交自洩，故病失精，女子夢交，或精虛心相內浮，擾精而出，則成夢交者是也。徐氏曰：桂枝湯外證得之能解肌去邪氣，內證得之能補虛調陰陽，加龍骨牡蠣者，以失精夢交為神精間病，非此不足以收斂其浮越也。

桂枝龍骨牡蠣湯方　桂枝　芍藥　生薑各三兩　甘草二兩

大棗十二枚　龍骨　牡蠣各三兩

右七味以水七升煮取三升分溫三服

天雄散方　天雄三兩炮　白朮八兩　桂枝六兩　龍骨三兩

右四味杵為散酒服半錢匕日三服不知稍增之

按此疑亦後人所附。為補陽攝陰之用也。

男子平人脉虛弱細微者。喜盜汗也。人年五六十其病脉大者。痹俠背行。若腸鳴馬刀俠癭者。皆為勞得之。脉沈小遲名脫氣。其人疾行則喘喝。手足逆寒。腹滿。甚則溏泄。食不消化也。脉弦夫失精家少腹弦急。陰頭寒。目眩髮落。脈極虛芤遲。為清穀亡血失精。脈得諸芤動微緊。男子失精。女子夢交。桂枝龍骨牡蠣湯主之。

脈極虛芤遲者。精失而虛及其氣也。故少腹弦急。陰頭寒而目眩。脈得諸芤動微緊者。陰陽並乖。而傷及其神與精也。故男子失精。女子夢交。沈氏所謂勞傷。以致大汗不斂。則為心腎不交。陽泛於上。精孤於下。火不攝水。不交自泄。故病失精。女子夢交。或精虛心相內浮。擾精而出。則成夢交者是也。徐氏曰。桂枝湯外證得之。能解肌去邪氣。內證得之。能補虛調陰陽。加龍骨牡蠣者。以失精夢交為神精間病。非此不足以收斂其浮越也。

桂枝龍骨牡蠣湯方　桂枝　芍藥　生薑各三兩　甘草二兩

大棗十二枚　龍骨　牡蠣各三兩

右七味以水七升煮取三升分溫三服

天雄散方　天雄三兩炮　白朮八兩　桂枝六兩　龍骨三兩

右四味杵為散酒服半錢匕日三服不知稍增之

按此疑亦後人所附。為補陽攝陰之用也。

男子平人脉虛弱細微者。喜盜汗也。人年五六十其病脉大者。痹俠背行若腸鳴馬刀俠癭者。皆為勞得之。脉沈小遲名脫氣。其人疾行則喘喝手足逆寒。腹滿甚則溏泄。食不消化也。脉弦

而大。弦則為減。大則為芤。減則為寒。芤則為虛。寒虛相搏。此為名
革。婦人則半產漏下。男子則亡血失精。
平人不病之人也。脈虛弱細微。則陰陽俱不足矣。陽不足者不
能固。陰不足者不能守。是其人必善盜汗。 人年五六十。精氣
衰矣。而病脈反大者。是其人當有風氣也。痹俠背行。痹之俠脊
者。由陽氣不足。而邪氣從之也。若腸鳴馬刀俠癭者。陽氣以勞
而外張。火熱以勞而上逆。陽外張。則寒動於中而為腸鳴。火上
逆。則與痰相搏而為馬刀俠癭。李氏曰。癭生乳腋下曰馬刀。又
夾生頸之兩旁者為俠癭。俠者。挾也。馬刀。蟎蛤之屬。瘡形似之。

故名爲刀瘻一作纓。發於結纓之處二瘡一在頸一在腋下。常相聯絡。故俗名瘰串。脉沉小遲。皆陰象也。三者並見。陰盛而陽乃亡矣。故名脫氣。其人疾行則喘喝者。氣脫而不固也。由是外無氣而手足逆冷。胃無氣而腹滿。脾無氣而溏泄。食不化。皆陽微氣脫之證也　脉弦者陽不足。故爲減。爲寒。脉大者陰不足。故爲芤。爲虚。陰陽並虚。外強中乾。此名爲革。又變革也。婦人半產漏下。男子亡血失精。是皆失其產乳生育之常矣。故名曰革。

虚勞裏急。悸衄。腹中痛。夢失精。四肢痠疼。手足煩熱。咽乾口燥。小建中湯主之。

此和陰陽調營衛之法也。夫人生之道。曰陰曰陽。陰陽和平。百疾不生。若陽病不能與陰和。則陰以其寒獨行。為裏急。為腹中痛。而實非陰之盛也。陰病不能與陽和。則陽以其熱獨行。為手足煩熱。為咽乾口燥。而實非陽之熾也。昧者以寒攻熱。以熱攻寒。寒熱內賊。其病益甚。惟以甘酸辛藥。和合成劑。調之使和。則陽就於陰而寒以溫。陰就於陽而熱以和。醫之所以貴識其大要也。豈徒云寒可治熱。熱可治寒而已哉。或問和陰陽調營衛是矣。而必以建中者何也。曰中者。脾胃也。營衛生成於水穀。而水穀轉輸於脾胃。故中氣立則營衛流行。而不失其和。又中者四運之軸，而陰陽之機也。故中氣立，則陰陽相循，如環無端，而不極於偏。是方甘與辛合而生陽，酸得甘助而生陰，陰陽相生，中氣自立。是故求陰陽之和者，必於中氣，求中氣之立者，必以建中也。

小建中湯方

桂枝三兩　甘草二兩　芍藥六兩　大棗十二枚

生薑三兩　飴糖一升

右六味，以水七升，煮取三升，去滓，內膠飴，更上微火消解，溫服一升，日三服。

虛勞裏急，諸不足，黃芪建中湯主之。

裏急者。裏虛脈急。腹中當引痛也。諸不足者。陰陽諸脈。並俱不足。而眩悸喘喝失精亡血等症相因而至也。急者緩之必以甘。不足者補之必以溫。而充虛塞空。則黃芪尤有專長也。

黃芪建中湯方即從建中湯內加黃芪一兩半餘依上法　氣短胸滿者加生薑腹滿者去棗加茯苓一兩半及療肺虛損不足補氣加半夏三兩

虛勞腰痛。少腹拘急。小便不利者。八味腎氣丸主之。

下焦之分。少陰主之。少陰雖為陰藏。而中有元陽。所以一經藏補陰[illegible]司開闔者也。虛勞之人。損傷少陰腎氣。是以腰痛少腹一拘急小便不利。程氏所謂腎間動氣已損者是矣。八味腎氣丸。補陰之虛可以生氣。助陽之弱可以化水。乃補下治下之良劑也。

八味腎氣丸方見婦人雜病。

虛勞諸不足，風氣百疾，薯蕷丸主之。

虛勞證多有挾風氣者。正不可獨補其虛。亦不可着意去風氣。仲景以參地芎歸苓朮補其氣血。膠麥薑棗甘芍益其營衛。而以桔梗杏仁桂枝防風柴胡白斂黃卷神麯去風行氣。其用薯蕷最多者。以其不寒不熱。不燥不滑。兼擅補虛去風之長。故以為君。謂必得正氣理而後風氣可去耳。

薯蕷丸方　薯蕷三十分　人參七分　白术六分　茯苓五分　甘草二十八分　當歸十分　乾地黃十分　芍藥六分　芎藭六分　麥冬六分　阿膠七分　乾薑三分　大棗百枚為膏　桔梗五分　杏仁六分　桂枝十分　防風六分　神麯十分　豆黃卷十分　柴胡五分　白斂二分

右二十一味末之煉蜜和丸如彈子大空腹酒服一丸一百丸為劑

虛勞虛煩不得眠。酸棗仁湯主之。

人寤則魂寓於目寐則魂藏於肝。虛勞之人。肝氣不榮則魂不得藏，魂不藏，故不得眠。酸棗仁補肝斂氣，宜以為君。而魂既不歸，容必有濁痰燥火乘間而襲其舍者，煩之所由作也。故以知母甘草清熱滋燥，茯苓川芎行氣除痰，皆所以求肝之治而宅其魂也。

川芎　潤肝燥

補肝虛肝熱禁用

酸棗仁湯方　酸棗仁二升　甘草一兩　知母　茯苓各二兩　芎藭一兩

右五味，以水八升，煮酸棗仁，得六升，內諸藥，煮取三升，分溫三服。

五勞虛極羸瘦，腹滿不能飲食，食傷、憂傷、飲傷、房室傷、饑傷、勞傷、經絡營衛氣傷，內有乾血，肌膚甲錯，兩目黯黑。緩中補虛，大黃䗪蟲丸主之。

虛勞症有挾外邪者。如上所謂風氣百疾是也。有挾瘀鬱者。則此所謂五勞諸傷。內有乾血者是也。夫風氣不去。則足以賊正氣而生長不榮。乾血不去。則足以留新血而滲灌不周。故去之不可不早也。此方潤以濡其乾。蟲以動其瘀。通以去其閉。而仍以地黃芍藥甘草和養其虛。攻血而不專主於血。一如薯蕷丸之去風而不着意於風也。喻氏曰。此世俗所稱乾血勞之良治也。血瘀於內。手足脈相失者宜之。兼入瓊玉膏補潤之劑尤妙。

大黃䗪蟲丸方　大黃十分蒸　黃芩二兩　甘草三兩　桃仁一升

杏仁一升　芍藥四兩　乾地黄十兩　乾漆一兩燒令烟盡　蝱蟲一升去翅足熬　水蛭百枚熬　蠐螬百枚熬　䗪蟲半升熬

右十二味末之煉蜜和丸小豆大酒服五丸日三服

附方

千金翼炙甘草湯　治虛勞不足汗出而悶脉結悸行動如常不出百日危急者十一日死

甘草四兩炙　桂枝　生薑各三兩　麥冬半升　人參　阿膠各二兩　大棗三十枚　生地黄一斤

右九味以酒七升水八升先煮八味取三升去滓内膠消盡温

服一升日三服脉結是榮氣不行。悸則血虧而心無所養。榮滞血虧。而更出汗。豈不立槁乎。故雖行動如常。斷云不出百日。知其陰亡而陽絶也。人參桂枝甘草生薑行身之陽。膠麥麻地行身之陰。蓋欲使陽得復行陰中而脉自復也。後人只喜用膠地等而畏薑桂。豈知陰凝燥氣。非陽不能化耶。徐氏

肘後獺肝散治冷勞又主鬼疰一門相染

獺肝一具炙乾末之水服方寸匕日三服

肺痿肺癰欬嗽上氣病脉證治第七

問曰。熱在上焦者。因欬為肺痿。肺痿之病從何得之。師曰。或從汗

出。或從嘔吐。或從消渴小便利數。或從便難又被快藥下利。重亡津液。故得之曰寸口脉數其人欬口中反有濁唾涎沫者何師曰爲肺痿之病。若口中辟辟燥欬即胸中隱隱痛脉反滑數。此爲肺癰。欬吐膿血脉數虛者爲肺痿數實者爲肺癰

此設爲問答。以辨肺痿肺癰之異。熱在上焦二句。見五藏風寒積聚篇蓋師有是語而因之以爲問也。汗出嘔吐消渴二便下多。皆足以亡津液而生燥熱。肺虛且熱。則爲痿矣。口中反有濁唾涎沫者。肺中津液爲熱所迫而上行也。或云肺既痿而不用。則飲食游溢之精氣。不能分布諸經。而但上溢於口。亦通。口中

辟辟燥者。魏氏以為肺癰之疾。涎膿血俱蘊蓄結聚於肺藏之內。故口中反乾燥。而但辟辟作空響燥欬而已。然按下肺癰條亦云其人欬。咽燥不渴。多吐濁沫。則是肺痿肺癰二證多同。惟胸中痛。脉滑數。唾膿血。則肺癰所獨也。比而論之。痿者萎也。如草木之萎而不榮。為津爍而肺焦也。癰者壅也。如土之壅而不通。為熱聚而肺潰也。故其脉有虛實不同。而其數則一也。

問曰。病欬逆。脉之何以知其為肺癰。當有膿血。吐之則死。其脉何類。師曰。寸口脉微而數。微則為風。數則為熱。微則汗出。數則惡寒。風中於衛。呼氣不入。熱過於營。吸而不出。風傷皮毛。熱傷血脉。風舍於肺。其人則欬。口乾。喘滿。咽燥不渴。多吐濁沫。時時振寒。熱之所過。血為之凝滯。蓄積癰膿。吐如米粥。始萌可救。膿成則死。

此原肺癰之由。為風熱蓄積不解也。凡言風脉多浮或緩。此云微者。風入營而增熱。故脉不浮而反微。且與數俱見也。微則汗出者。氣傷於熱也。數則惡寒者。陰反在外也。呼氣不入者。氣得風而浮。利出而難入也。吸而不出者。血得熱而壅。氣亦為之不伸也。肺熱而壅。故口乾而喘滿。熱在血中。故咽燥而不渴。且肺被熱迫而反從熱化。為多吐濁沫。熱盛於裏而外反無氣。為時時振寒。由是熱蓄不解。血凝不通。而癰膿成矣。吐如米粥未必僅見死症。至浸淫不已。肺葉腐敗。則不可治矣。故曰始萌可救膿成則死。

上氣面浮腫。肩息。其脈浮大。不治。又加利尤甚。　上氣喘而躁者。此為肺脹。欲作風水。發汗則愈。

上氣面浮腫肩息。氣但升而不降矣。脈複浮大。則陽有上越之機。脈偏盛者偏絕也。又加下利。是陰複從下脫矣。陰陽離決當不治。肩息。息搖肩也。　上氣喘躁者。水性潤下。風性上行。水為風激。氣湊於肺。所謂激而行之。可使在山者也。故曰欲作風水。發汗令風去。則水復其潤下之性矣。故愈肺痿吐涎沫而不欬者。其人不渴。必遺尿小便數。所以然者。以上虛不能制下故也。此為肺中冷。必眩。多涎唾。甘草乾薑湯以溫之。

若服湯已渴者。屬消渴。

此舉肺痿之屬虛冷者。以見病變之不同。盖肺為嬌藏。熱則氣爍。故不用而痿。冷則氣沮。故亦不用而痿也。遺尿小便數者。肺金不用而氣化無權。斯膀胱無制。而津液不藏也。頭眩多涎唾者。經云。上虛則眩。又云上焦有寒。其口多涎也。甘草乾薑甘辛合用。為溫肺復氣之劑。服後病不去而加渴者。則屬消渴。盖小便數而渴者為消。不渴者。非下虛。即肺冷也。

甘草乾薑湯方　甘草四兩炙　乾薑二兩炮

右㕮咀以水三升煮取一升五合去滓分温再服

欬而上氣。喉中水雞聲。射干麻黃湯主之。

欬而上氣。肺有邪則氣不降而反逆也。肺中寒飲上入喉間。為呼吸之氣所激。則作聲如水雞。射干紫菀款冬降逆氣。麻黃細辛生薑發邪氣。半夏消飲食。而以大棗安中。五味斂肺。恐劫散之藥。并傷及其正氣也。

射干麻黃湯方　射干三兩　麻黃　生薑各四兩　細辛　紫菀
款冬花各三兩　大棗七枚　半夏半升　五味半斤

右九味，以水一斗二升，先煮麻黄兩沸，去上沫，内諸藥，煮取三升，分温三服。

欬逆上氣，時時吐濁，但坐不得眠，皂莢丸主之。

濁，濁痰也。時時吐濁者，肺中之痰隨上氣而時出也。然痰雖出而滿不減，則其本有固而不拔之勢，不迅而掃之不去也。皂莢味辛入肺，除痰之力最猛，飲以棗膏，安其正也。

皂莢丸方

皂莢八兩，刮去皮，酥炙

蜜丸梧子大，以棗膏和湯服三丸，日三夜一服。

欬而脉浮者，厚朴麻黄湯主之。

欬而脉沉者，澤漆湯主之。

此亦詳見證。而但以脉之浮沉為辨而異其治。按厚朴麻黄湯與小青龍加石膏湯大同。則散邪蠲飲之力居多。而厚朴辛温。亦能助表。小麥甘平。則同五味斂安正氣者也。澤漆湯以澤漆為主。而以白前黄芩半夏佐之。則下驅之力較猛。雖生薑桂枝之辛。亦祗為下氣降逆之用而已。不能發表也。仲景之意。蓋以欬皆肺邪。而脉浮者氣多居表。故驅之使從外出為易。脉沉者氣多居裏。故驅之使從下出為易。亦因勢利導之法也。

厚朴麻黄湯方

厚朴五兩　麻黄四兩　石膏如雞子大　杏仁半升

半夏半升　乾薑　細辛各二兩　小麥一升　五味半升

右九味以水一斗二升先煮小麥熟去滓内諸藥煮取三升温

服一升日三服

澤漆湯方　半夏半升　澤漆三升以東流水五斗煮取一斗五升　紫參　生薑

白前各五两　甘草　黄芩　人参　桂枝各三两

右九味㕮咀内澤漆湯中煮取五升温服五合至夜盡

火逆上氣咽喉不利止逆下氣麥門冬湯主之

火熱挾飲致逆為上氣為咽喉不利與表寒挾飲上逆者懸殊

矣故以麥冬之寒治火逆半夏之辛治飲氣人參甘草之甘以

補益中氣蓋從外來者其氣多實故以攻　為急從内生者其

金匱　五一九

氣多虛則以補養爲主也。

麥門冬湯方　麥門冬七升　半夏一升　人參　甘草各二兩

粳米三合　大棗十二枚

右六味以水一斗二升煮取六升溫服一升日三夜一服

葶藶瀉肺

肺癰喘不得臥。葶藶大棗瀉肺湯主之。

肺癰喘不得臥。肺氣被迫亦已甚矣。故須峻藥頓服以逐其邪。

葶藶苦寒。入肺泄氣閉。加大棗甘溫以和藥力。亦猶皂莢丸之

飲以棗膏也。

葶藶大棗瀉肺湯方　葶藶熬令黃色搗丸如雞子大　大棗十二枚

右先以水三升煮葦取二升去葦内諸藥煮取一升頓服

欬而胸滿振寒脉數咽乾不渴時出濁唾腥臭久久吐膿如米粥者爲肺癰桔梗湯主之

此條見證具如前第二條所云乃肺癰之的證也此病爲風熱所壅故以苦梗開之熱聚則成毒故以甘草解之而甘倍於苦其力似乎太緩意者膿已成正傷毒潰之時有非峻劑所可排擊者故藥不嫌輕耳後附外臺桔梗白散治證與此正同方中桔梗貝母同用而無甘草之甘緩且有巴豆之毒熱似亦以毒攻毒之意然非病盛氣實非峻藥不能爲功者不可僥倖一試也是

在審其形之肥瘠與病之緩急而善其用焉。

桔梗湯方　桔梗一兩　甘草二兩

右以水三升煮取一升分溫再服則吐膿血也

欬而上氣此為肺脹（癰）其人喘目如脫狀脈浮大者越婢加半夏湯主之。

外邪內飲填塞肺中為脹為喘為欬而上氣越婢湯散邪之表多而獨飲之必少故以半夏輔其未逮不用小青龍者以脈浮且大病屬陽熱故利辛寒不利辛熱也目如脫狀者目睛脹突如欲脫落之狀壅氣使然也

越婢加半夏湯方　麻黄六兩　石膏半斤　生薑三兩　大棗十五枚　甘草二兩　半夏半斤

右六味以水六升先煮麻黄去上沫内諸藥煮取三升分溫三服

肺脹欬而上氣。煩躁而喘。脉浮者心下有水。小青龍加石膏湯主之。

此亦外邪内飲相搏之證。而兼煩躁。則挾有熱邪。麻桂藥中必用石膏。如大青龍之例也。又此條見證。與上條頗同。而心下寒飲。則非溫藥不能開而去之。故不用越婢加半夏。而用小青龍加石膏。溫寒並進。水熱俱捐。於法尤爲密矣。

小青龍加石膏湯方　麻黄　芍藥　桂枝　細辛　乾薑　甘

草各三兩　五味　半夏各半斤　石膏二兩

右九味以水一斗先煮麻黄去上沫内諸藥煮取三升强人服一升羸者減之日三服小兒服四合

附方

外臺炙甘草湯治肺痿涎唾多心中温温液液者（方見虛勞）

千金甘草湯

甘草一味以水三升煮減半分温三服

千金生薑甘草湯治肺痿咳唾涎沫不止咽燥而渴

生薑五兩　人參三兩　甘草四兩　大棗十五枚

右四味以水七升煮取三升分温三服

千金桂枝去芍藥加皂莢湯治肺痿吐涎沫

桂枝 生薑各三兩 甘草二兩 大棗十枚 皂莢一枚去皮子炙焦

右五味以水七升微火煮取三升分温三服

按已上諸方。俱用辛甘温藥。以肺既枯痿。非潤劑可滋者。必生氣行氣。以致其津。蓋津生於氣氣至則津亦至也。又方下俱云吐涎沫多不止。則非無津液也。乃有津液而不能收攝分布也。故非辛甘温藥不可。加皂莢者。蓋有濁痰也。

外臺桔梗白散治欬而胸滿振寒脉數咽乾不渴時出濁唾腥臭

金匱 方十

久久吐膿如米粥者為肺癰　桔梗　貝母各三兩　巴豆一分去皮熬研如脂

右三味為散強人每服半錢匕羸者減之病在膈上者吐膿在膈下者瀉出若下多不止飲冷水一杯則定

千金葦莖湯治欬有微熱煩滿胸中甲錯是為肺癰

葦莖二升　薏苡仁　桃仁五十粒　瓜瓣半升

右四味以水一斗先煮葦莖得五升去滓內諸藥煮取二升服一升再服當吐如膿

按此方具下熱散結通瘀之力。而重不傷峻。緩不傷懈。可以補桔梗湯。桔梗白散二方之偏。亦良法也。

葶藶大棗瀉肺湯治肺癰胸滿脹一身面目浮腫鼻塞清涕出不聞香臭酸辛欬逆上氣喘鳴迫塞方見上三日一劑可至三四劑先服小青龍湯一劑乃進

按此方原治肺癰喘不得卧。此兼面目浮。鼻塞清涕。則肺有表邪宜散。故先服小青龍湯一劑乃進。

又按肺癰諸方。其於治效。各有專長。如葶藶大棗用治癰之始萌而未成者。所謂乘其未集而擊之也。其葦莖湯。則因其亂而逐之者耳。桔梗湯剿撫兼行。而意在於撫。洵為王者之師。桔梗白散。則搗堅之銳師也。比而觀之。審而行之。庶幾各當而無誤矣。

奔豚氣病脉證治第八

師曰。病有奔豚。有吐膿。有驚怖。有火邪。此四部病。皆從驚發得之。

奔豚具如下文。吐膿有欬與嘔之別。其從驚得之旨未詳。驚怖即驚恐。蓋病從驚得。而驚氣即為病氣也。火邪見後驚悸部。及傷寒太陽篇云。太陽病以火熏之。不得汗。其人必躁。到經不解必圊血。名為火邪。然未嘗云從驚發也。驚悸篇火邪者。桂枝去芍藥加蜀漆牡蠣龍骨救逆湯主之。此亦是因火邪而發驚非因驚而發火邪也。即後奔豚證治三條。亦不必定從驚恐而得。蓋是證有雜病傷寒之異。從驚恐得者。雜病也。從發汗及燒鐵被寒者。傷寒也。其吐膿火邪二病。仲景必别有謂。姑闕之以俟知者。

或云東方肝木。其病發驚駭。四部病皆以肝爲主。奔豚驚怖。皆肝自病。奔豚因驚而發病。驚怖即驚以爲病也。吐膿者。肝移熱於胃。胃受熱而因生癰膿也。火邪者。木中有火。因驚而發。發則不特自燔。且及他藏也。亦通。

師曰。奔豚病從少腹上衝咽喉。發作欲死。復還止。皆從驚恐得之。

前云驚發。此兼言恐者。腎傷於恐。而奔豚爲腎病也。豚。水畜也。腎。水藏也。腎氣内動。上衝胸喉。如豕之突。故名奔豚。亦有從肝

病得者以腎肝同處下焦而其氣並善上逆也

奔豚氣上衝胸腹痛往來寒熱奔豚湯主之

此奔豚氣之發於肝邪者往來寒熱肝藏有邪而氣通於少陽也肝欲散以薑夏生葛散之肝苦急以甘草緩之芎歸芍藥理其血黃芩李根下其氣桂苓爲奔豚主藥而不用者病不由腎發也

奔豚湯方　甘草　芎藭　黃芩　芍藥各二兩　半夏　生薑各四兩　生葛五兩　甘李根白皮一升

右九味以水二斗煮取五升溫服一升日三夜一服

發汗後燒鍼令其汗鍼處被寒核起而赤者。必發奔豚氣。從少腹上至心。灸其核上各一壯。與桂枝加桂湯主之。

此腎氣乘外寒而動發為奔豚者。發汗後燒鍼複汗陽氣重傷。於是外寒從鍼孔而入通於腎。腎氣乘外寒而上衝於心。故須灸其核上以杜再入之邪。而以桂枝湯外解寒邪。加桂內泄腎氣也。

桂枝加桂湯方　桂枝五兩　芍藥　生薑各三兩　甘草二兩炙

大棗十二枚

右五味以水七升微火煮取三升去滓服一升

發汗後臍下悸者。欲作奔豚。茯苓桂枝甘草大棗湯主之。

此發汗後心氣不足。而後腎氣乘之。發爲奔豚者。臍下先悸。此其兆也。桂枝能伐腎邪。茯苓能泄水氣。然欲治其水。必益其土。故又以甘草大棗補其脾氣。甘瀾水者。揚之令輕。使不益腎邪也

茯苓桂枝甘草大棗湯方　茯苓半斤　甘草二兩　大棗十五枚

桂枝四兩

右四味。以甘瀾水一斗。先煮茯苓。減二升。內諸藥。煮取三升。去滓。溫服一升。日三服。甘瀾水法。取水二斗。置大盆內。以杓揚之。上有珠子五六千顆相逐。取用之也

者起安

胸痹心痛短氣病脉證治第九

師曰。夫脉當取太過不及陽微陰弦。即胸痹而痛。所以然者。責其極虛也。今陽虛知在上焦。所以胸痹心痛者。以其陰弦故也。

陽微陽不足也。陰弦陰太過也。陽主開。陰主閉。陽虛而陰干之。即胸痹而痛。痹者閉也。夫上焦為陽之位。而微脉為虛之甚。故曰責其極虛。以虛陽而受陰邪之擊。故為心痛。

平人無寒熱。短氣不足以息者。實也。

平人素無疾之人也。無寒熱。無新邪也。而乃短氣不足以息。當是裏氣暴實。或痰或食或飲。碍其升降之氣而然。蓋短氣有從素虛宿疾而來者。有從新邪暴遏而得者。二端並否。其為寒實無疑。此審因察病之法也。

胸痹之病。喘息欬唾。胸背痛短氣。寸口脉沉而遲。關上小緊數。括樓薤白白酒湯主之。

胸中陽也。而反痹。則陽不用矣。陽不用。則氣之上下不相順接。前後不能貫通。而喘息欬唾胸背痛短氣等證見矣。更審其脉寸口亦陽也。而沉遲。則等於微矣。關上小緊。亦陰弦之意。而反數者。陽氣失位。陰反得而主之。易所謂陰疑於陽。書所謂牝雞之晨也。是當以通胸中之陽為主。薤白白酒。辛以開痹。溫以行陽。括樓實者。以陽痺之處。必有痰濁阻其間耳。

括樓薤白白酒湯方　括樓實一枚搗　薤白半升　白酒七升

右三味同煮取二升分溫再服

胸痺不得卧。心痛徹背者。括樓薤白半夏湯主之。

胸痺不得卧。是肺氣上而不下也。心痛徹背。是心氣塞而不和也。其痺爲尤甚矣。所以然者。有痰飲以爲之援也。故於胸痺藥中。加半夏以逐痰飲。

括樓薤白半夏湯方　括樓實一枚搗　薤白三兩　半夏半升

白酒一斗

右四味同煎取四升，温服一升，日三服。

胸痹心中痞氣，氣結在胸，胸滿脇下逆搶心。枳實薤白桂枝湯主之。人參湯亦主之。

心中痞氣，氣痺而成痞也。脇下逆搶心，氣逆不降。將為中害之也。是宜急通其痞結之氣。否則速復其不振之陽。蓋去邪之實即以安正。養陽之虛即以逐陰。是在審其病之久暫與氣之虛實而決之。

枳實薤白桂枝湯方　枳實四枚　薤白半斤　桂枝一兩　厚朴四兩　瓜蔞實一枚搗

右五味以水五升先煮枳實厚朴取二升去滓内諸藥煮數沸

分溫三服

人參湯方 人參 甘草 乾薑 白朮各三兩 桂枝

右四味以水八升煮取三升溫服一升日三服

胸痹胸中氣塞短氣。茯苓杏仁甘草湯主之。橘枳生薑湯亦主之。

此亦氣閉氣逆之證。視前條為稍緩矣。二方皆下氣散結之劑。

而有甘淡苦辛之異。亦在酌其強弱而用之。

茯苓杏仁甘草湯方 茯苓三兩 杏仁五十个 甘草一兩

右三味以水一斗煮取五升溫服一升日三服不差更服

橘枳生薑湯方　橘皮一斤　枳實三兩　生薑半斤

右三味以水五升煮取二升分温再服

胸痹緩急者。薏苡附子散主之。

陽氣者。精則養神。柔則養筋。陽痹不用。則筋失養。而或緩或急。所謂大筋緛短。小筋弛長者是也。故以薏苡仁舒筋脉。附子通陽痹。

薏苡附子散方　薏苡仁十五兩　大附子十枚炮

右二味杵為散服方寸匕日三服

心中痞。諸逆心懸痛。桂枝生薑枳實湯主之。

諸逆。謂痰飲客氣而言。心懸痛。謂如懸物動搖而痛。逆氣使然也。桂枝枳實生薑。辛以散逆。苦以泄痞。溫以祛寒也

桂枝生薑枳實湯方　桂枝　生薑各三兩　枳實五兩

右三味。以水六升。煮取三升。分溫三服

心痛徹背。背痛徹心。烏頭赤石脂丸主之。

心背徹痛。陰寒之氣。遍滿陽位。故前後牽引作痛。沈氏云。邪感心包。氣應外俞。則心痛徹背。邪襲背俞。氣從俞走。則背痛徹心。俞臓相通。內外之氣相引。則心痛徹背。背痛徹心。即經所謂寒氣客於背俞之脈。其俞注於心。故相引而痛是也。烏附椒薑同

金匱　方論

力偏濟。以振陽氣而逐陰邪。取赤石脂者。所以安心氣也。

烏頭赤石脂丸方　烏頭炮一分　蜀椒　乾薑各一兩　附子半兩

赤石脂一兩

右五味末之蜜丸如桐子大先食服一丸日三服不知稍加服

附方

九痛丸治九種心痛　附子炮三兩　生狼牙　巴豆去皮熬研如膏　乾

薑　吳茱萸　人參各一兩

右六味末之煉蜜丸如梧子大酒下強人初服三丸日三服弱

者二丸兼治卒中惡腹脹口不能言又治連年積冷流注心胸

痛并冷衝上氣落馬墜車血疾等皆主之忌口如常法

按九痛者一蟲二注三風四悸五食六飲七冷八熱九去來痛是也。而竝以一藥治之者。豈痛雖有九。其因於積冷結氣所致者多耶。

腹滿寒疝宿食病脉證治第十

趺陽脉微弦。法當腹滿。不滿者必便難。兩胠疼痛。此虛寒從下上也。當以溫藥服之。

病者腹滿。按之不痛為虛。痛者為實可下之。舌黃未下者。下之黃自去腹滿時減時復如故。此為寒。當與溫藥。

病者痿黃。燥而不渴。胸中實。寒而利不止者死。

寸口脈弦者。即脇下拘急而痛。其人嗇嗇惡寒也。

夫中寒家喜欠。其人清涕出。發熱色和者善嚏。

中寒其人下利。以裏虛也。欲嚏不能。此人肚中寒。

夫瘦人繞臍痛。必有風冷。穀氣不行而反下之。其氣必衝。不衝者心下則痞。

病腹滿。發熱十日。脈浮而數。飲食如故。厚朴七物湯主之。

厚朴七物湯方　厚朴半斤　甘草　大黃各三兩　大棗十枚

枳實五枚　桂枝二兩　生薑五兩

右七味以水一斗煮取四升溫服八合日三服嘔者加半夏五合下利去大黃寒多者加生薑至半斤。

腹中寒氣雷鳴切痛胸脇逆滿嘔吐。附子粳米湯主之。

附子粳米湯方　附子炮一枚　半夏　粳米各半斤　甘草一兩

大棗十枚

右五味以水八升煮米熟湯成去滓溫服一升日三服

痛而閉者。厚朴三物湯主之。

厚朴三物湯方　厚朴八兩　大黃四兩　枳實五枚

右三味以水一斗二升先煮二味取五升内大黄煮取三升温服一升以利為度

按之心下滿痛者此為實也。當下之。宜大柴胡湯。

大柴胡湯方 柴胡半斤 黄芩 芍藥各三兩 半夏半升 枳實四枚 大黄二兩 大棗十二枚 生薑五兩

右八味以水一斗二升煮取六升去滓再煎温服一升日三服

腹滿不減。減不足言。當下之。宜大承氣湯。

大承氣湯方見痙病

心胸中大寒痛。嘔不能飲食。腹中滿。上衝皮起。出見有頭足上下痛而不可觸近者。大建中湯主之。

大建中湯方　蜀椒二合炒去汗　乾薑四兩　人參一兩

右三味以水四升煮取二升去滓內膠飴一升微火煎取二升分溫再服如一炊頃可飲粥二升後更服當一日食糜粥溫覆之

脇下偏痛發熱。其脈緊弦。此寒也。以溫藥下之。宜大黃附子湯。

大黃附子湯方　大黃三兩　附子三枚　細辛二兩

右三味以水五升煮取二升分溫三服若強人煮取二升半分溫三服服後如人行四五里進一服

寒氣厥逆赤丸主之

赤丸方　烏頭炮二兩　茯苓四兩　細辛一兩　半夏四兩

右四味末之内真朱為色煉蜜為丸如麻子大先食飲酒下三丸日再夜一服不知稍增之以知為度

腹滿脉弦而緊。弦則衛氣不行。即惡寒。緊則不欲食邪正相搏。即為寒疝。寒疝繞臍痛。若發則白津出手足厥冷其脉沉緊者。大烏頭煎主之。

大烏頭煎　烏頭大者五枚熬去皮不㕮咀

右以水三升煮取一升去滓内蜜二升煎令水氣盡取二升強人服七合弱人五合不差明日更服不可一日更服

寒疝腹中痛。及脇痛裏急者當歸生薑羊肉湯主之。

當歸生薑羊肉湯方　當歸三兩　生薑五兩　羊肉一斤

右三味以水八升煮取三升溫服七合日三服若寒多加生薑成一斤痛多而嘔者加橘皮二兩白朮一兩加生薑者亦加水五升煮取三升二合服之

寒疝腹中痛。逆冷手足不仁。若身疼痛。灸刺諸藥不能治。抵當烏頭桂枝湯主之。

烏頭桂枝湯方　烏頭

右一味以水二升煎減半去滓以桂枝湯五合解之令得一升

後初服五合不知即服三合又不知複加至五合其知者如醉狀得吐者為中病

其脉數而緊乃弦狀如弓弦。按之不移。脉數弦者。當下其寒。脉緊大而遲者。必心下堅脉大而緊者陽中有陰可下之。

附方

外臺烏頭湯治寒疝腹中絞痛賊風入攻五臟拘急不得轉側發作有時令人陰縮手足厥逆即大烏頭煎

外臺柴胡桂枝湯治心腹卒中痛者

柴胡四兩 黄芩 人參 芍藥 桂枝 生薑各一兩半 甘草一兩 半夏三合半 大棗六枚

右九味以水六升煮取三升温服一升日三服

外臺走馬湯治中惡心痛腹脹大便不通　巴豆二枚去皮心熬　杏仁二枚

右二味以綿纏搥令碎熱湯二合捻取白汁飲之當下老小量之通治飛尸鬼擊病

問曰人病有宿食何以別之。師曰寸口脉浮而大。按之反濇。尺中亦微而濇。故知有宿食。大承氣湯主之。脉數而滑者實也。此有宿食下之愈。宜大承氣湯。下利不欲食者。此有宿食。當下之。宜大承氣湯。

大承氣湯方見痓病

宿食在上脘當吐之宜瓜蒂散

瓜蒂散方　瓜蒂一分熬黄　赤小豆二分煮

右二味杵為散以香豉七合煮取汁和散一錢匕溫服之不吐者少加之以快吐為度而止

脉緊如轉索無常者宿食也。 脉緊頭痛風寒腹中有宿食不化也

五臓風寒積聚并治第十一

肺中風者口燥而喘身運而重冒而腫脹。 肺中寒吐濁涕。 肺死臓浮之虚按之弱如葱葉下無根者死。

肝中風者頭目瞤兩脇痛行常傴令人嗜甘。 肝中寒者。兩臂不

舉。舌本燥。喜太息。胸中痛。不得轉側。食則吐而汗出也。　肝死臟。

浮之弱。按之如索不來。或曲如蛇行者死。

肝着。其人常欲蹈其胸上。先未苦時。但欲飲熱。旋覆花湯主之。

旋覆花湯方　旋覆花三兩　葱十四莖　新絳少許

右三味以水三升煮取一升頓服

心中風者。翕翕發熱。不能起。心中飢。食即嘔吐。　心中寒者其人

苦病心如噉蒜狀。劇者心痛徹背。背痛徹心。譬如蠱注。其脈浮者

自吐乃愈。　心傷者。其人勞倦即頭面赤而下重。心中痛而自煩

發熱。當臍跳。其脈弦。此為心臟傷所致也。　心死臟浮之實如麻

豆。按之益躁疾者死。

邪哭使魂魄不安者。血氣少也。血氣少者屬於心。心氣虛者。其人則畏。合目欲眠。夢遠行而精神離散。魂魄妄行。陰氣衰者為顛。陽氣衰者為狂。

脾中風。翕翕發熱。形如醉人。腹中煩重。皮目瞤瞤而短氣。　脾死臧。浮之大堅。按之如覆盃。潔潔狀如搖者死。

趺陽脉浮而濇。浮則胃氣強。濇則小便數。浮濇相搏。大便則堅。其脾為約。麻仁丸主之。

麻仁丸方　麻仁二升　芍藥半斤　大黄去皮　枳實各一斤